焦りをひと呼吸に変える
がんばりすぎないコツ

大人の授かりBOOK

加藤貴子
Takaco Kato

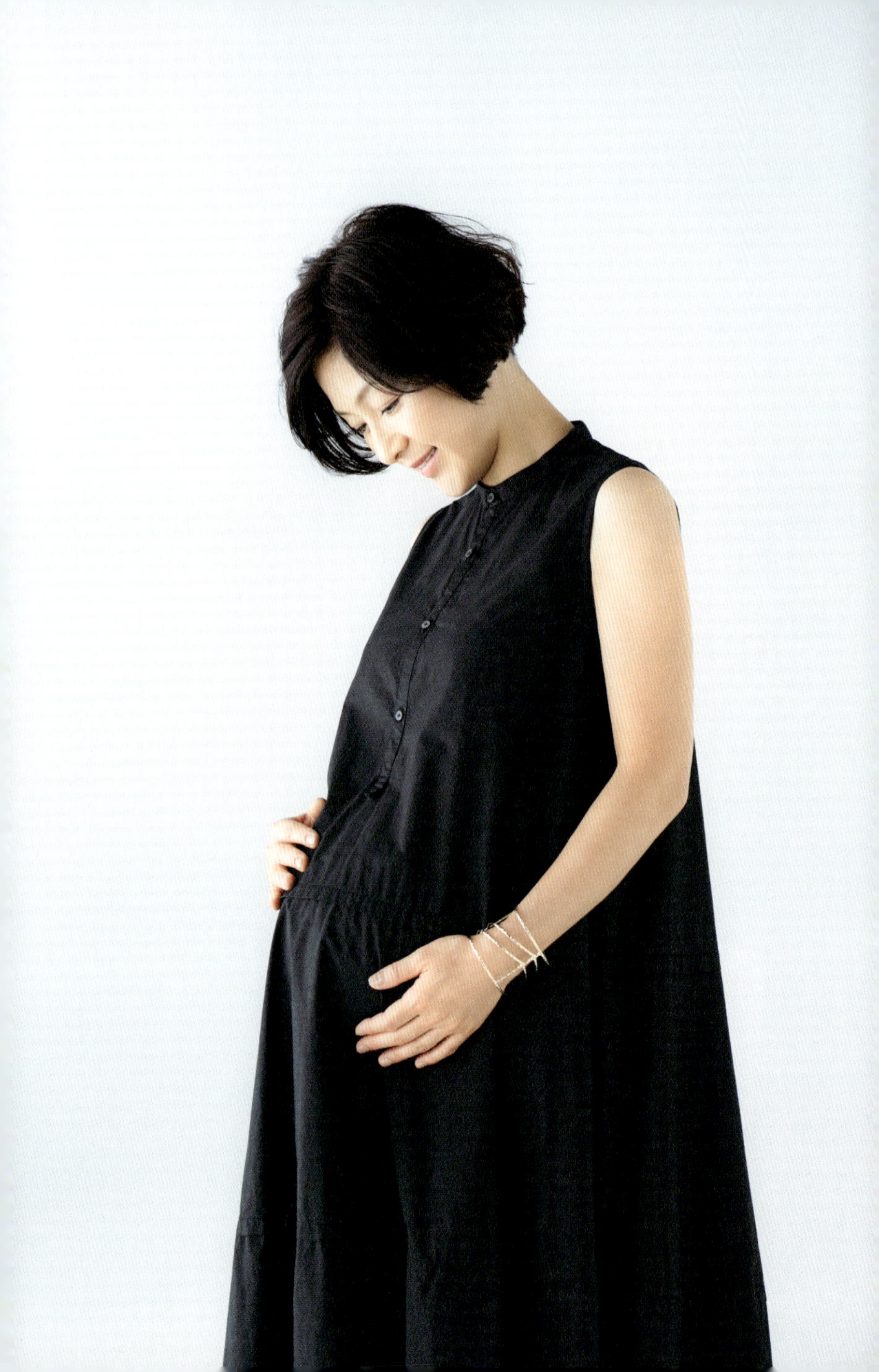

はじめに

はじめまして　加藤貴子です。

20代半ばで結婚して、子供を3人ほど産んで、子育てが落ち着く50歳手前では趣味と旅行三昧の日々を送る、という優雅な将来設計を描いていたバブルな学生時代。

まさか47歳になって、乳飲み子をおんぶしながら3歳児と格闘するとは思いもしませんでした。

ましてや不妊治療の末にやっと授かるだなんて……。

コツコツ貯めたお金は、そっくり治療費に消え、それからは自転車操業の資金繰り。

振り返ってみると、私の人生、すんなり思い通りにいった試しがないです（笑）。

大概は「しょうがないな」と、あきらめちゃうんですけど、でも、子供だけはどうしても欲しかった。

それがどんなに険しく果てしないものであっても「あきらめる」は念頭にありませんでした。

私が治療に踏み込んだ妊活を始めたのは42歳。

後悔と焦りを背負い、不安を抱え、常に時間にしばられていた妊活でした。

「できること、間に合うことはすべてやる！　やらないと授からない！」と思い込んで、鼻息を荒くしていました。

この気負い、心の負荷こそが妊活の大きな障害になるとも知らずに。

出産への道のりは千差万別だと思います。

私の治療法が、他の方のベストになるとは限りません。だからこそクリニック選びに苦労されている方が多いのだと思います。

どうしたら妊娠できるか？

専門的な治療法は、ドクターにお任せして、ここでは私の体験話で妊活のストレス軽減のお手伝いができればと思っています。


私のストレスの軽減に大きな力となってくれたのは、そのときそのときの私の心の叫びに寄り添ってくれた友達と義姉でした。

長年の不妊治療を卒業した友達夫婦、授かった命とお別れせざるをえなかった友達夫婦。そして、義姉は長年闘病生活を送っていました。みんな叱咤もなく激励もなく、つらいときは一緒に泣いてくれて、がんばった私を優しく抱擁《ほうよう》してくれました。

この心の〝寄り添い〟のおかげで、私は私自身に寄り添えるようになり、妊活も心もオープンにできるきっかけをもらいました。

その後ブログなどで私の妊活のお話をしてからは、情報や苦労や不安の共有も皆さんとできるようになり、私に起こった出来事に寄り添ってくれたコメントもたくさんいただきました。

それは、私の妊活の大きな支えとなり力を与えてくれました。

夫も含め、優しいまわりは苦しんでいる私を見て「なんとか解決策を！」と日々模索してくれていました。

とても感謝しています。

みんなが祈って守ってくれたおかげで今日があると思っています。

そんな経緯で一方的ではありますが、私が体験し実感したお話をさせていただきます。

最後に。私の妊活は夫婦で取り組みました。少しだけ夫の紹介をさせてください。

夫とは「子供ができたら入籍しよう」と言いながら10年の月日が流れ、不妊治療は籍を入れていないと受けることができないクリニックも多いと聞き、1年以内に入籍をすることに決めて、治療を先行しました。

そして約束の1年が経つ大安吉日に、不妊治療を成就させるために入籍。言わば、不妊治療のおかげで入籍できた2人です。

夫は絵描きです。でも、とてもとても絵では家族を養っていけません。夫の家族を持つ責任うんぬんを聞いていたら、私は40歳を越えちゃっていました。

そんなこんなでお尻に火がついた夫は、絵を描きながら介護士の仕事とお花屋さんのアルバイトを掛け持ちして、妊活と子育てに奮闘してくれました。


そんな夫のここまでの道のりの本音トークもあります。

たいそうなタイトルを掲げてしまいましたが、私たちの失敗談や成功例などがお役にたてば幸いです。

加藤貴子

CONTENTS

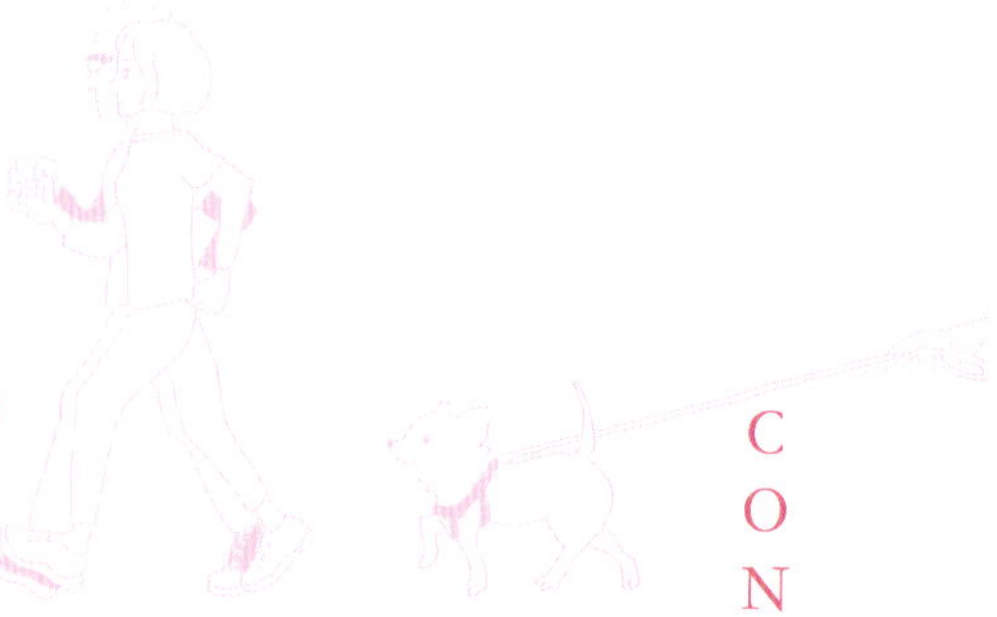

加藤家のメンバー

【2018年3月現在】

夫　ノビ

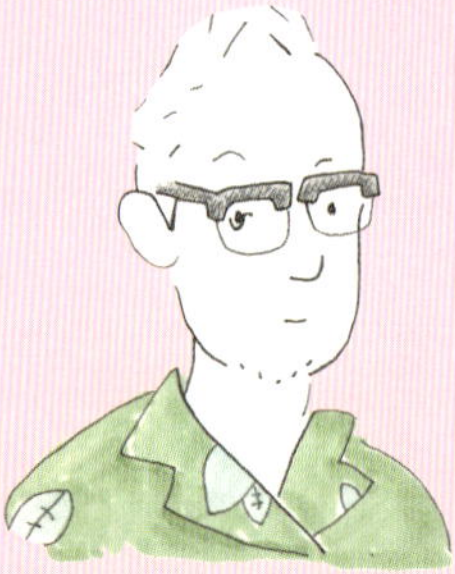

1966生まれ　51歳

絵描き。介護士と花屋店員を掛け持ち。妻から「指示待ち夫」と揶揄されるほどの、のんびり屋。子供からの呼び名は「トト」。

妻　貴子

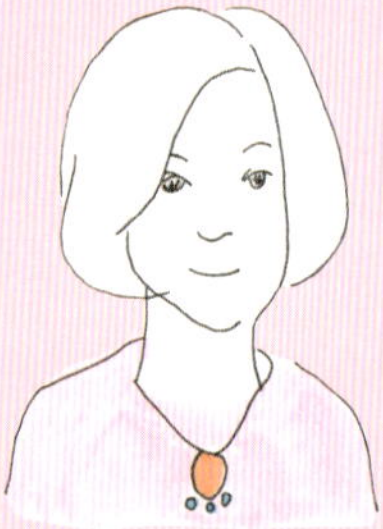

1970生まれ　47歳

職業は女優。とはいえ、生活はいたって地味。何事も白黒はっきりつけたい、せっかちさん。子供が産まれてからの呼び名は「カカ」。

長男　サク

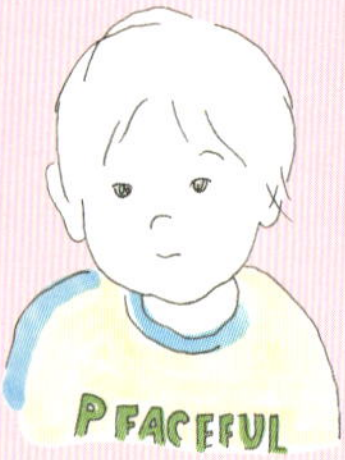
PEACEFUL

2014生まれ、パパ似。

次男　アン

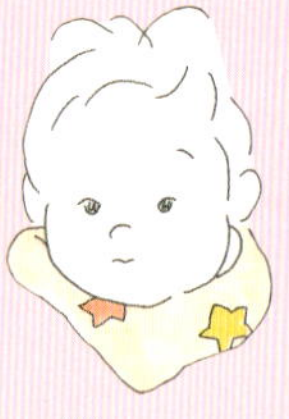

2017生まれ、パパ似。

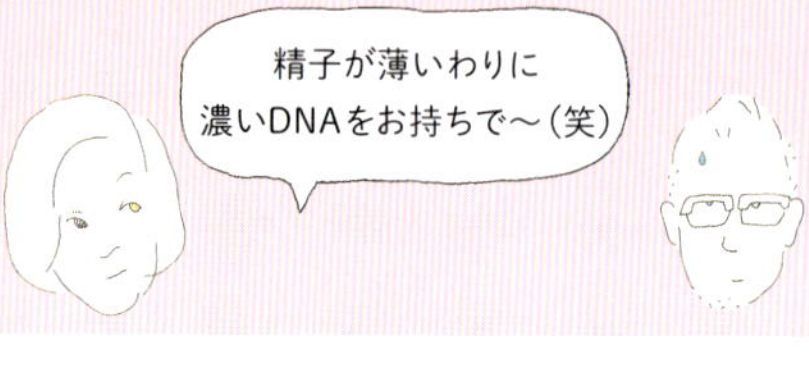
精子が薄いわりに
濃いDNAをお持ちで～(笑)

泣き言だらけの
不妊治療ヒストリー

— 加藤家の場合 —

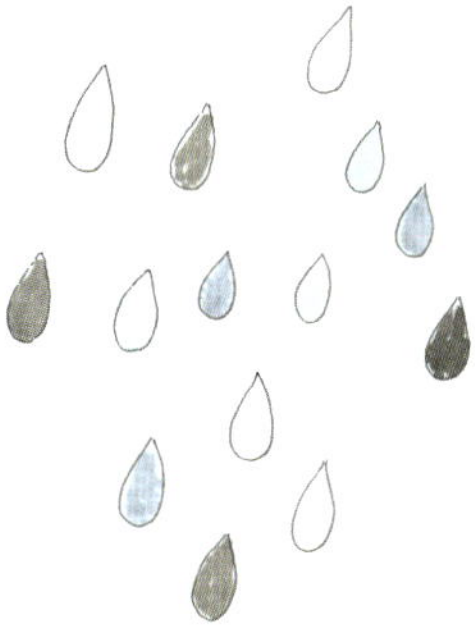

体力があれば何歳でも産める。そんなノンキな構えが一転したのは42歳のとき。不妊クリニックで「卵子の老化」を知り、厳しい現実を突きつけられることに。
「後悔」から始まった妊活生活と心境を振り返ります。

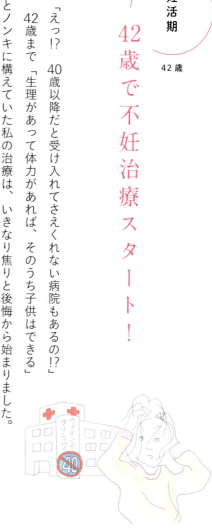

妊活期

42歳で不妊治療スタート！

42歳

「えっ!?　40歳以降だと受け入れてさえくれない病院もあるの!?」

42歳まで「生理があって体力があれば、そのうち子供はできる」とノンキに構えていた私の治療は、いきなり焦りと後悔から始まりました。

34歳から排卵検査薬を使ってタイミング法には挑戦していましたが、なぜ42歳まで病院に行かなかったかというと、大きな理由はふたつ。
①私が役者の仕事で食べていけるようになったのは20代後半。昼ドラ『温泉へ行こう』の主演が決まったのは28歳。遅咲きで30代は仕事盛りでした。
②夫も、「子供はいずれね」くらいで、さほど意欲的ではなかったこと。
でも、8年経っても授からなくて、そんな私たちを見かねた堤幸彦監督が、「不妊クリニック」を紹介してくれました。そこで初めて現実を知りました。

妊活期

42歳

不妊の理由は……夫にもアリ！

不妊クリニックに夫と2人で行き、精密な検査をしてもらいました。そこで発覚したのが、男性不妊でした。精子の数が少なく、運動率はなんと10％！（これが、のちに5％まで下がることに……）

夫も、これまた私と同じようなノンキぶりで、「普通に性欲があって射精できていれば、子供はできると思っていた」ので、診断を受けたときは驚きのあまりポカーンとしていました。

加えて、37歳を過ぎると卵子の老化が加速すると初めて知りました。さらに、40歳を過ぎると、卵子は3ヶ月で若い頃の1歳分もの老化をすると聞き、自分の無知ぶりを後悔するとともに、焦りから「子供はいずれ」なんて悠長に構えていた夫にも怒りが沸々と湧いたのが正直なところです。

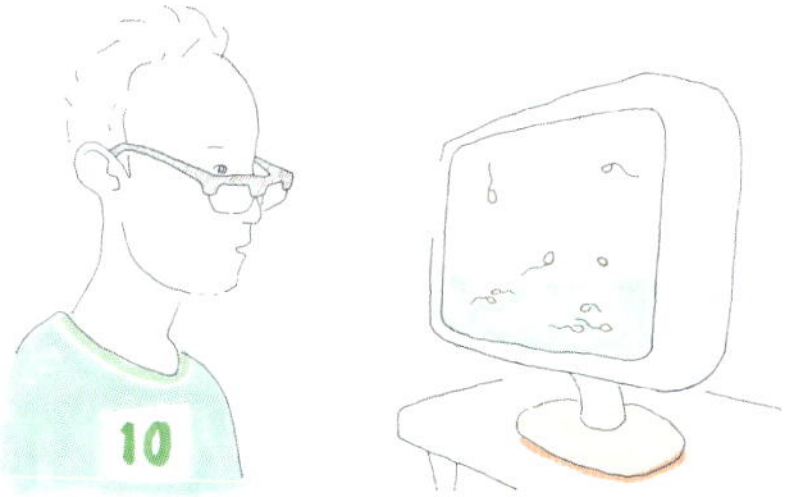

妊活期

42歳
3ヶ月

「私ばっかり」から、妊活クライシスへ

「体外受精であっても、なるべく夫婦関係を持つように。そして手術を受けない周期のときは、タイミング法にもトライするように」。病院からそう指導を受けていたので、排卵の3日前後は夫婦関係を持つようにしていました。けれどある日、仕事が詰まっていた夫から、「そんなに急に言われてもできないよ」と言われ、私の中で何かがプツンと切れました。

なんで？　月に1回しかない貴重なチャンスなのに、協力してくれないの？　私だって仕事を犠牲にしてる。毎日病院に通って治療を受けるのも私。月1回のチャンスさえ協力しようと思えないの？　不満が一気に溢れ、全身の血液が沸騰したかの勢いで、ありったけの暴言を夫にぶつけました。

「今、仕事に行ったら、一生責める、一生恨む」

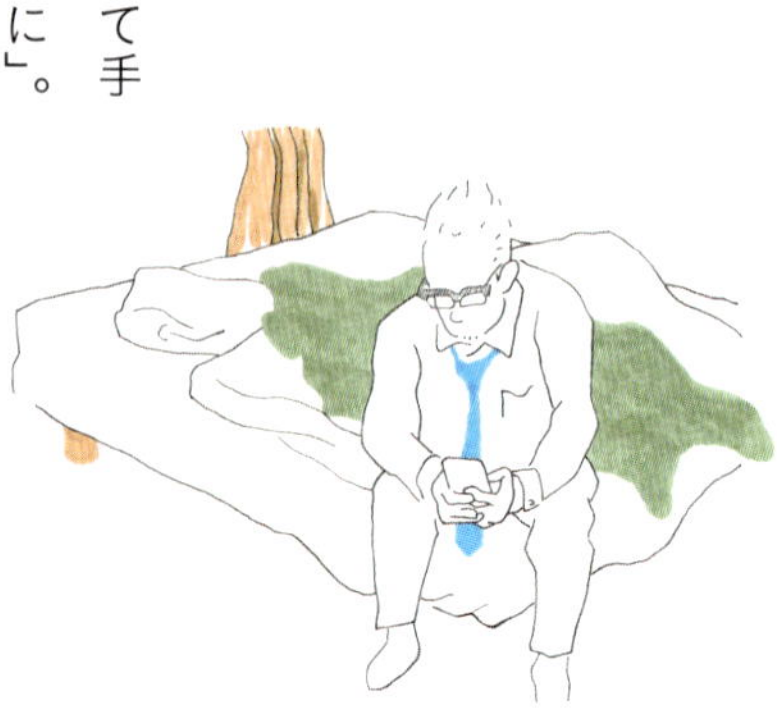

妊活期

42歳
5ヶ月

加藤貴子は、すばらしい！

私がありとあらゆる暴言を吐いても、夫は冷静でした。ただ私の感情を受け止め、仕事先にも遅れると電話を入れてくれました。

もしこのとき、夫が仕事に行ったなら。私は、もう夫との子を欲しいと思えなかったかもしれません。そして、その先にあるのは離婚だったかも……。妊活はギリギリのところでがんばっているから、夫婦の関係は脆《もろ》くなりやすい。少しの亀裂でも修復できないほどの大きな溝になりえると私たちは知りました。

そして、ささやかですが（ちょっと恥ずかしいのですが）、私たちは妊活クライシスを回避するひとつの方法を実践するようにしました。それは……〝自分を絶賛する〟ということ。「加藤貴子は、すばらしい！」そう私が言うのを、他ならぬ夫にもうなずいてもらえることで、私はすごく救われたのです。

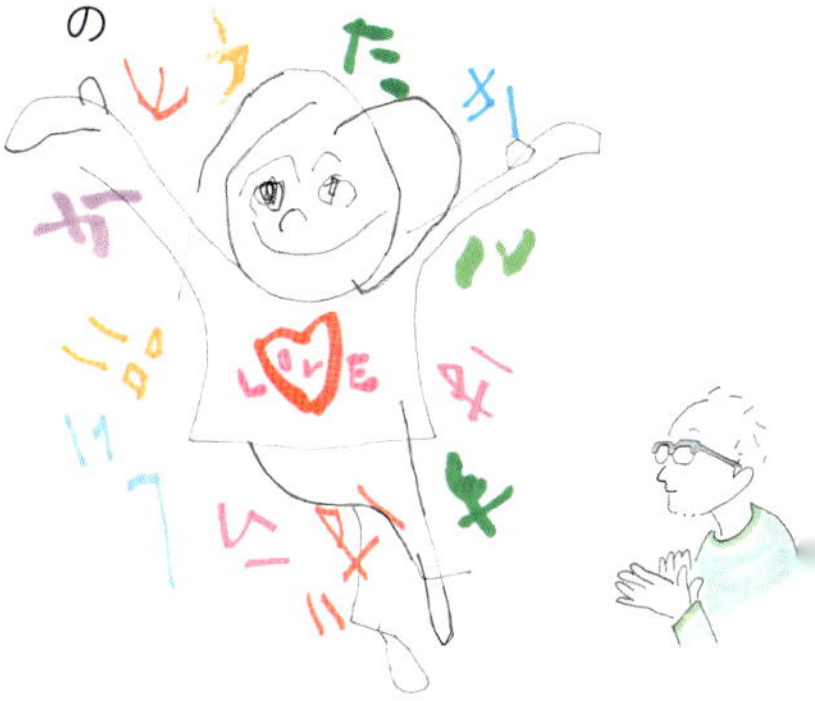

妊活期

42歳7ヶ月

「うちは妊娠20ヶ月でいこう」

不妊クリニックに通い出してから4ヶ月。初めての顕微授精で妊娠することができました。でもある日、心拍が止まってしまったんです。稽留《けいりゅう》流産でした。

自責の念と悲しみに押しつぶされそうになっている私をなだめてくれたのが、夫の「僕たちは妊娠20ヶ月でいいんじゃない？」という言葉でした。

「こうして泣いたりケンカしている間も、この不妊治療を受けている時間全部含めて、〝命を育んでいる〟と思えばいいんじゃない。10ヶ月でも20ヶ月でも。その分僕たちは『妊娠ライフ』を長く味わえているとも考えられるよね」

出産できる確約なんてないけれど、なぜかこの言葉が腑に落ち、先の見えない不安や焦りの中、少しだけ光が射し込んだような気がしました。

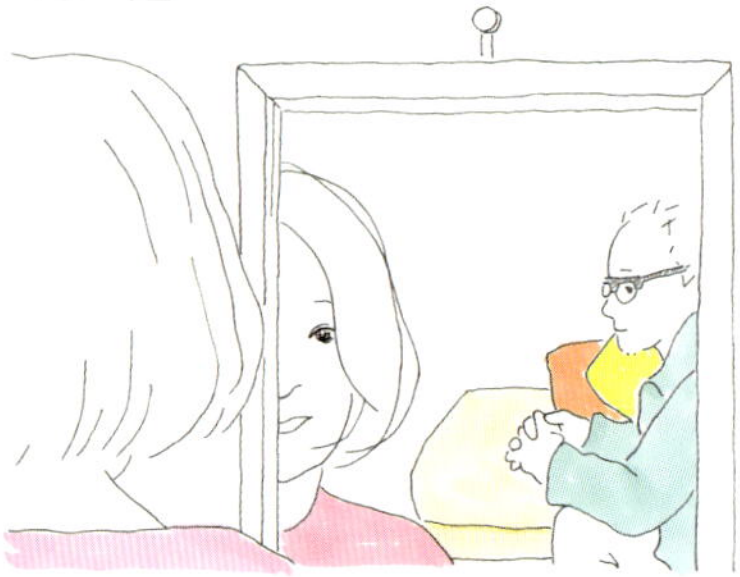

妊活期

自分のために泣いた日

42歳
11ヶ月

「声に出して自分の身体を褒めてあげよう」、そう思えたのは自分の心に寄り添えるようになってからでした。

2度目の妊娠に喜ぶのもつかの間、またも赤ちゃんの成長は止まってしまいました。稽留流産の手術から、ふさぎ込んでいた私に「外に出て空を見てごらん」と仕事先から電話をくれた夫。空にはきれいな満月。中秋の名月でした。その月を見ていたら、涙がポロポロと溢れてきて、私は声を出して泣きました。

そのとき、「初めて自分のために泣けた」って気付きました。「つらいときこそ笑顔！」みたいな前向きさが私らしいと思い込んでいたのです。もちろん笑うに越したことはないけれど、自分のために泣くことは、ありのままの自分を認めること。妊活は〝思い込みの鎧〟を壊す日々でもありました。

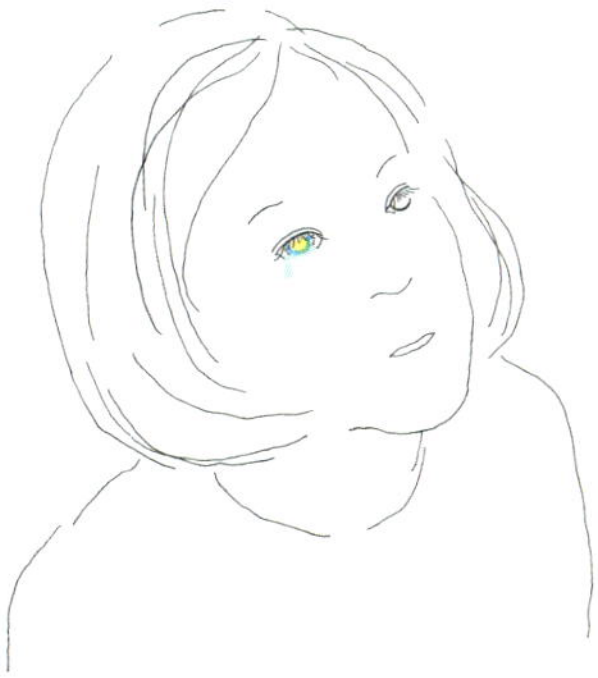

妊活期

43歳
2ヶ月

もしかして〝不育症〟かもしれない

「不育症って知っている?」2度目の流産の後、親友から4回流産が重なると、不育症*の可能性があると聞かされました。「私はもう43歳だから、あと2回流産してから検査なんて待っていられない」と不育症専門の病院を調べ始めました。

そんな時期に、43歳にして初めて自然妊娠。生活習慣を改めた結果だと喜んでいましたが、また稽留流産に終わりました。流産はあらゆる感情が吹き出しますす。それが3度ともなると、もう本当に耐えられないって思えてくるんです。そんな私を見て、夫は一緒に写真を撮ろうと言いました。

「大丈夫、『そんなふうに悲しんでいたときもあったね』って、思える日が絶対にくるから」。手術前に、病室の鏡越しに2人並んでシャッターを切りました。

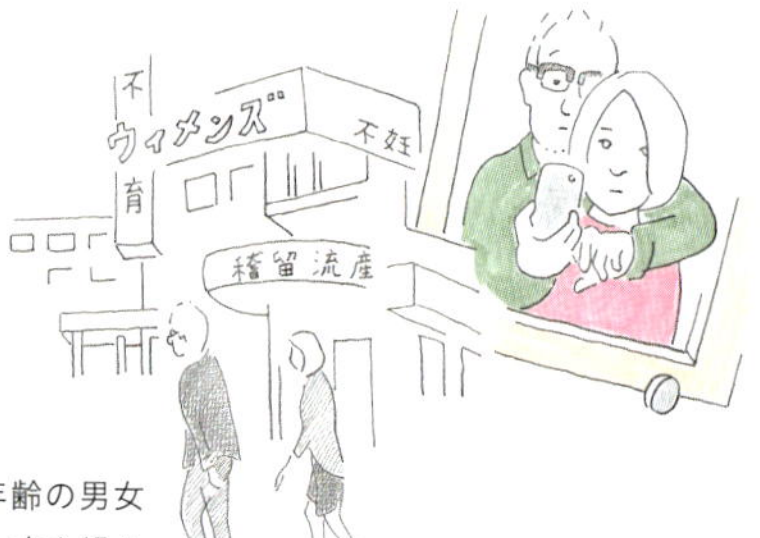

*日本産科婦人科学会では「不育症」を、「生殖年齢の男女が妊娠を希望し、妊娠は成立するが流産や早（死）産を繰り返して生児を得られない状態。妊娠22週以降の胎内死亡や死産を繰り返す症例も包括する概念である」と定義している。

第一子妊娠

43歳
5ヶ月

4度目の妊娠、胎児に浮腫を発見

2014年3月1日、今回は精子の値が改善し体外受精のみ行いました。そして着床。それでも不安がつきまといます。なぜなら、不育症専門医が検査した結果は、「不育症であるかのボーダーライン」というグレー判定。この結果を主治医に伝え、着床後に胎児と胎盤の発育を助ける低用量アスピリンを飲むことに。

その後、やっと心拍が確認できたと思ったら、胎児の首のうしろに浮腫があることが分かり、私は流産以上に動揺しました。

浮腫は、遺伝子異常などの病気を持っている胎児に多い症状のひとつです。それから私たちは、NIPT（非侵襲的出生前遺伝学的検査）を受け、異常がない確率が高いと分かったものの、命を育むことの難しさを痛感しました。

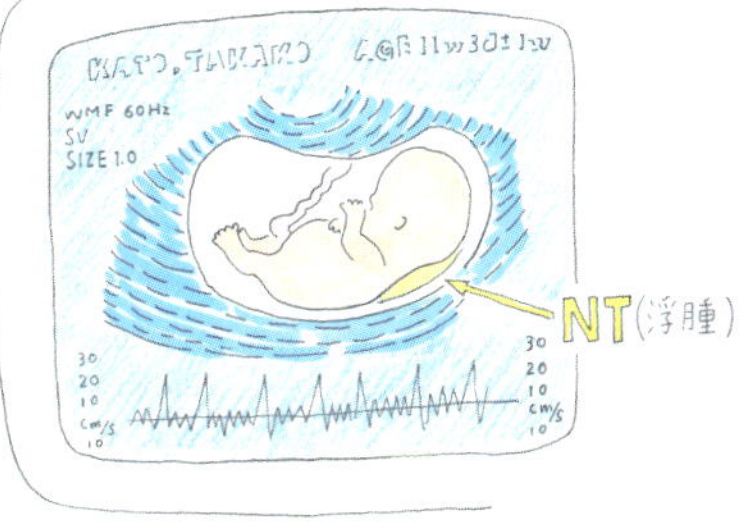

第一子出産

44歳1ヶ月

第一子を帝王切開で出産

内臓が動いた？　初めて胎動を感じたのが妊娠17週6日のときでした。最初は確信が持てなかったものの、何度か続いて、やっと赤ちゃんの動きを実感しました。うれしくて全身の細胞が逆立つような鮮烈な体験です。

２０１４年11月、自然分娩ではなく、帝王切開での出産となりました。今まで一心一体だった赤ちゃんと離れるかと思うと寂しくて、手術前夜は泣いてしまいました。だから無事に分娩できても、実は「離れちゃった」という喪失感の方が強かったのを覚えています。

第一子は男の子。名前は「サク」とつけました。２７１１gと発育は良好。私とは逆に、やっとおなかから出てきたサクを見て夫は大喜び。「子供ってこんなにかわいいと思わなかった」と、うれしそうにずっと抱いていました。

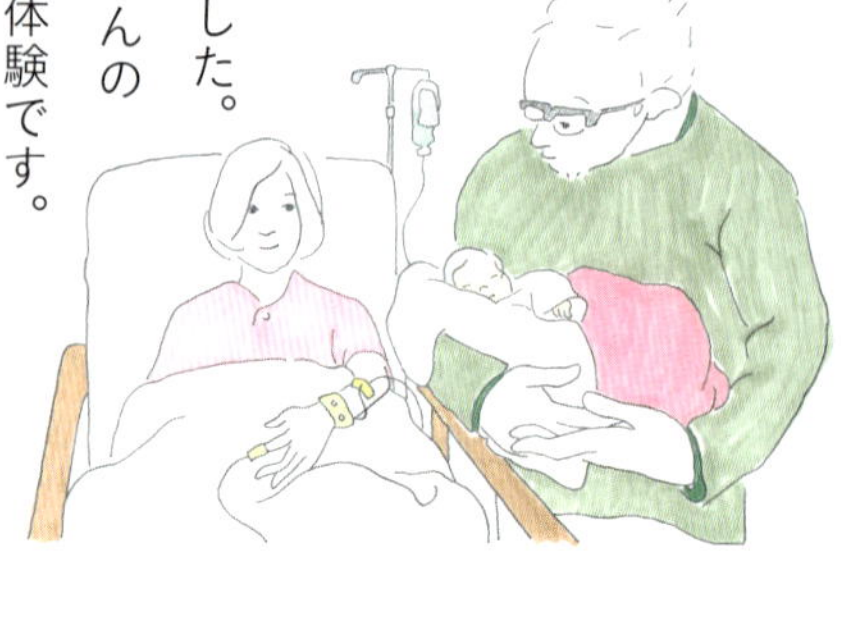

第一子出産

44歳1ヶ月

高齢出産は、産んだ後こそしんどい

帝王切開の翌日には、「セミ母子同室」の開始です。術後の激痛に耐えながらも、オムツ替えやら授乳やら育児セミナーなどで忙しくなってきます。

それにしても悲しいのは、母乳が少ししか出なかったこと。他のママたちは、赤ちゃんがもどしてしまうほど母乳が出ているのに、私は、にじむぐらい。赤ちゃんに申し訳ない気持ちになり、ナーバスモード突入。看護師さんにミルクをお願いするものの「出なくても子宮収縮のために吸ってもらって」と指導が。

サクは事情を承知しているかのように、出ないおっぱいを唇が白くなるまで吸い続けました。情けなくて申し訳なくて泣けてきました。でもこんな苦労はまだ序章にすぎません。入院中から発熱。その後の腱鞘炎。高齢出産は、回復に時間がかかるため産んだ後も大変なのでした。

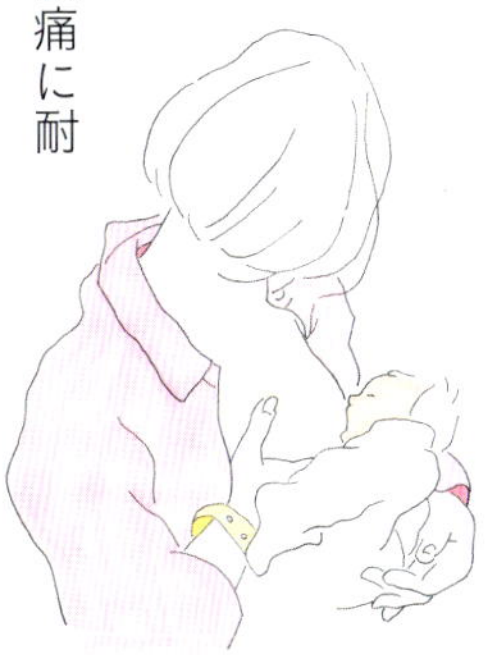

第二子妊活期

「また、会おうね」と約束した2人目

45歳4ヶ月

サクが1歳3ヶ月で授乳を終えて、すぐに第二子の妊活を始めました。周囲からは、「1人でも大変だったのに、もういいんじゃないの」という声もありましたが、私も夫も、2人目妊活を始めることに迷いはありませんでした。なぜ第二子が欲しかったのか。それは、サクの妊娠期にさかのぼります。

着床したとき、実はサクは双子だったのです。でも、もう1人の子がだんだんと育たなくなり、自然の流れに任せたら、いつの間にかいなくなってしまったのです。サクの着床のお手伝いを終えて。

そのときに思ったのが、「私のもとに来てくれてありがとう。あなたに会えるチャンスを必ずもう一度つくるね」。そして私たち夫婦が高齢なため、将来サクを1人にしたくなかったという思いもありました。

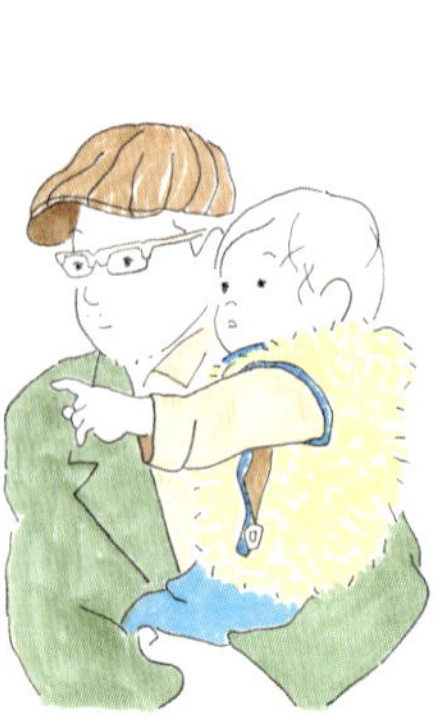

第二子妊娠

46歳 2ヶ月

「もう1回」の言葉を信じて

「もうこれ以上はやめようと思います」。そうクリニックに伝えたのは、46歳の誕生日を迎えてすぐのこと。採卵3回、合計6回の移植を試みたのですが、今回は着床さえしませんでした。子供の成長を見守れる年齢を考えて、まわりにも、「46歳の誕生日までの妊活」と伝えていましたし、精神的、体力的、金銭的にももう限界！ 本当にそう思っていたんです。でも看護師長さんが「もう1回だけチャレンジしませんか」って声をかけてくださったんです。「年末年始に受精卵を戻すと、仕事がお休みでストレスが少ないからけっこううまくいくのよ。排卵とばっちり合うじゃない」とも言われて。そのクリニックは年末年始も関係なく患者の排卵周期に寄り添って診療してくださり、結果本当に、そのラスト1回で妊娠できたんです。

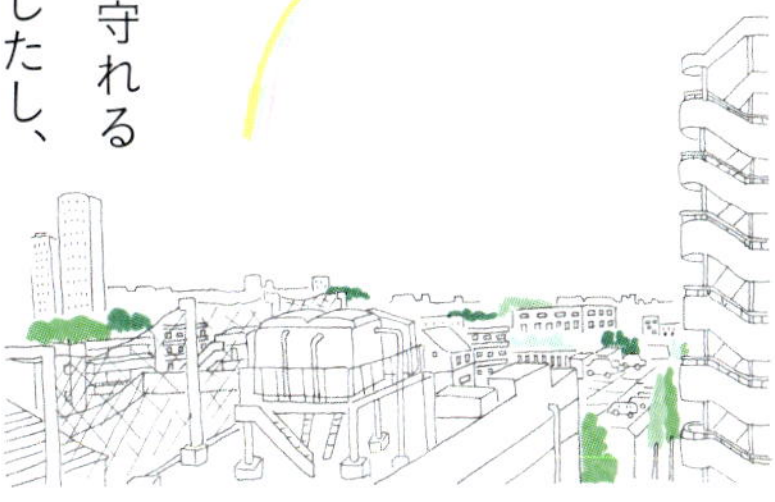

第二子出産

全前置胎盤とハイリスク出産

46歳
8ヶ月

「〝しあわせ〟の『し』ですね」、そうおっしゃってくれたのは、出産を担当してくれたドクターです。

私の胎盤の形が、子宮を覆うように「し」の字だったから。第二子を授かったものの、感染症や出血と、妊娠ライフは予想以上に困難。

しかも妊娠6ヶ月で、大出血の危険がある「全前置胎盤」*と診断。

「加藤さんは今、薄い氷の上を歩いているような状態だと思ってください」

管理入院される方がほとんどの中、ドクターがサクのメンタルも考慮してくださり、「出血したら即入院」の条件付きで自宅で安静にすることに。赤ちゃんもがんばってくれて、34週まで出血せず、サクと過ごせました。やっかいな胎盤ですが、後々家族のきずなを深めることにひと役買ってくれたのです。

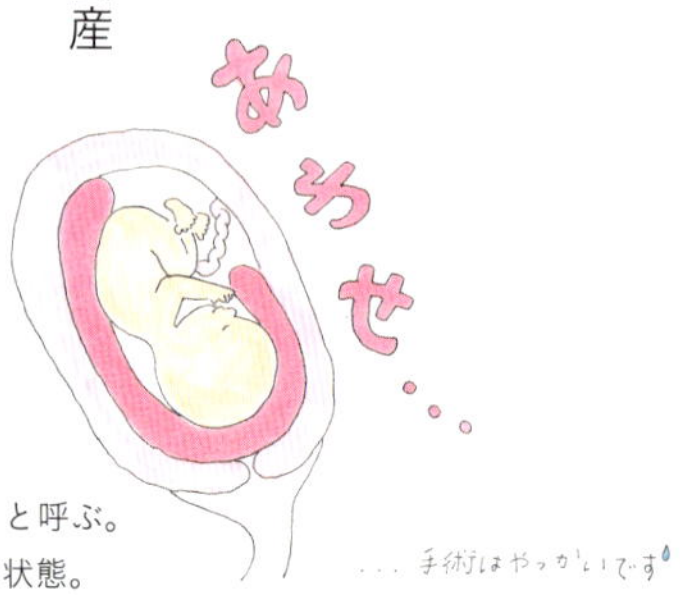

＊内《ない》子《し》宮口《きゅうこう》を胎盤が覆っている状態を「前置胎盤」と呼ぶ。「全前置胎盤」は内子宮口のすべてがふさがっている状態。

第二子出産

大勢のドクターが待機する中無事出産

46歳10ヶ月

帝王切開の日。ドクターは私を心配させまいと説明されなかったのですが、実は緊急時に備え、何人ものドクターやスタッフが待機していたそうです（もちろん手術のリスクの説明はきちんと受けましたよ）。

なぜなら胎盤は子宮口を覆うだけではなく、子宮の筋肉や膀胱に浸潤《しんじゅん》（となり合う臓器に胎盤が侵入）している可能性もあったからです。

全身麻酔の前、ドクターが「麻酔で眠っている加藤さんの代わりに、私がベビーを抱きしめておきますからね」と言ってくださいました。そんな言葉に勇気づけられ目を閉じ、結果どの臓器を取ることもなく、元気な男の子を出産できました。名前は「アン」とつけました。ひと月ほど早産の「アン」と会えたのは、出産から2日目。私は、こうして二児の母になることができたのです。

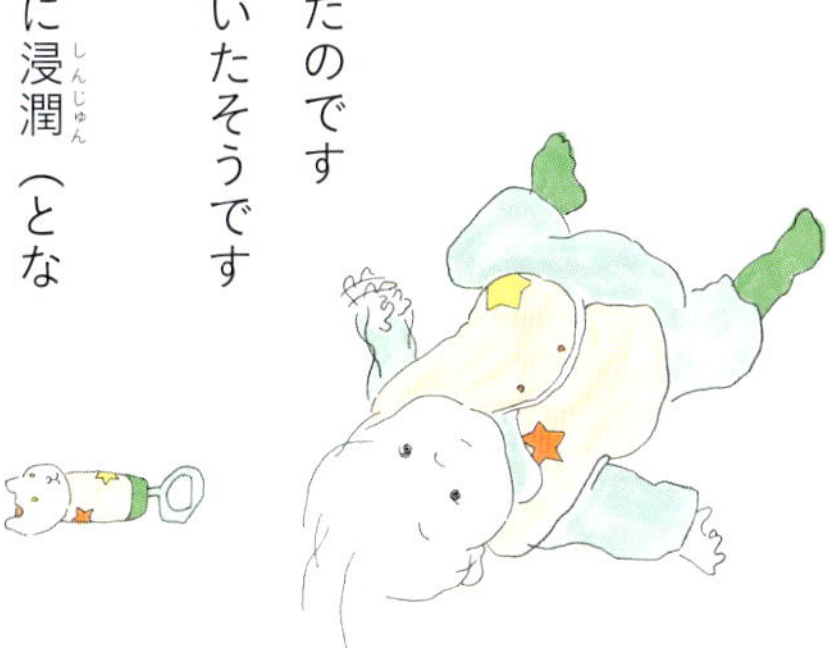

加藤貴子の妊活年表

2003年1月	32歳	主人と交際スタート。
2004年	33歳	基礎体温、排卵検査薬を使い、自己流でタイミング法による妊活を開始。
2012年秋	41歳	NHKのドキュメンタリー番組で卵子の老化を知る。
2012年11月6日	42歳	不妊治療専門の「ウィメンズクリニック神野」へ行く。検査の結果、男性不妊が判明。
2013年3月9日	42歳4ケ月	1度目のトライ。顕微授精→妊娠。
2013年5月2日	42歳7ケ月	1度目の稽留流産。
2013年8月1日	42歳8ケ月	2度目のトライ。顕微授精と初めての体外受精（精子の状態が改善され体外受精が可能に）→妊娠。
2013年9月5日	42歳10ケ月	2度目の稽留流産。

2013年9月28日	42歳11ヶ月	不育症の可能性を考え、「国立成育医療研究センター」不育診療科を受診。
2013年10月31日	43歳	主人と入籍。
2013年11月	43歳1ヶ月	自然妊娠。
2013年12月17日	43歳2ヶ月	3度目の稽留流産。
2014年1月	43歳3ヶ月	3度目の稽留流産後に体調を崩し、仕事をセーブして不妊治療に専念。
2014年3月1日	43歳5ヶ月	3度目のトライ。体外受精→妊娠。不育治療スタート。
2014年11月7日	44歳1ヶ月	第一子男児。帝王切開で出産。
2016年2月	45歳4ヶ月	第一子、1歳3ヶ月で2人目の不妊治療を再開。
2017年1月	46歳3ヶ月	顕微授精、体外受精、胚移植、凍結胚移植を経て2人目の妊娠。
2017年8月22日	46歳10ヶ月	第二子男児。帝王切開で出産。

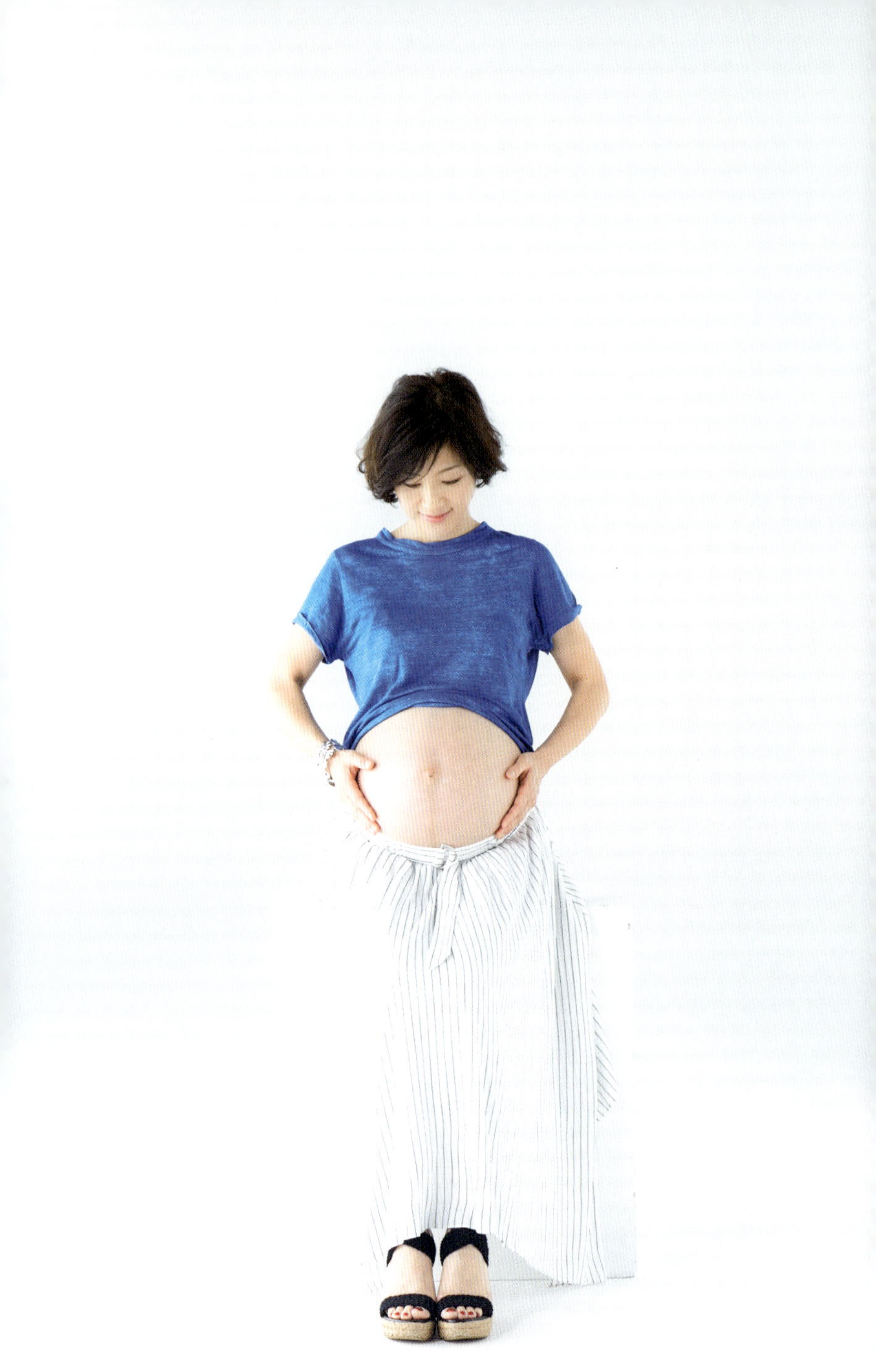

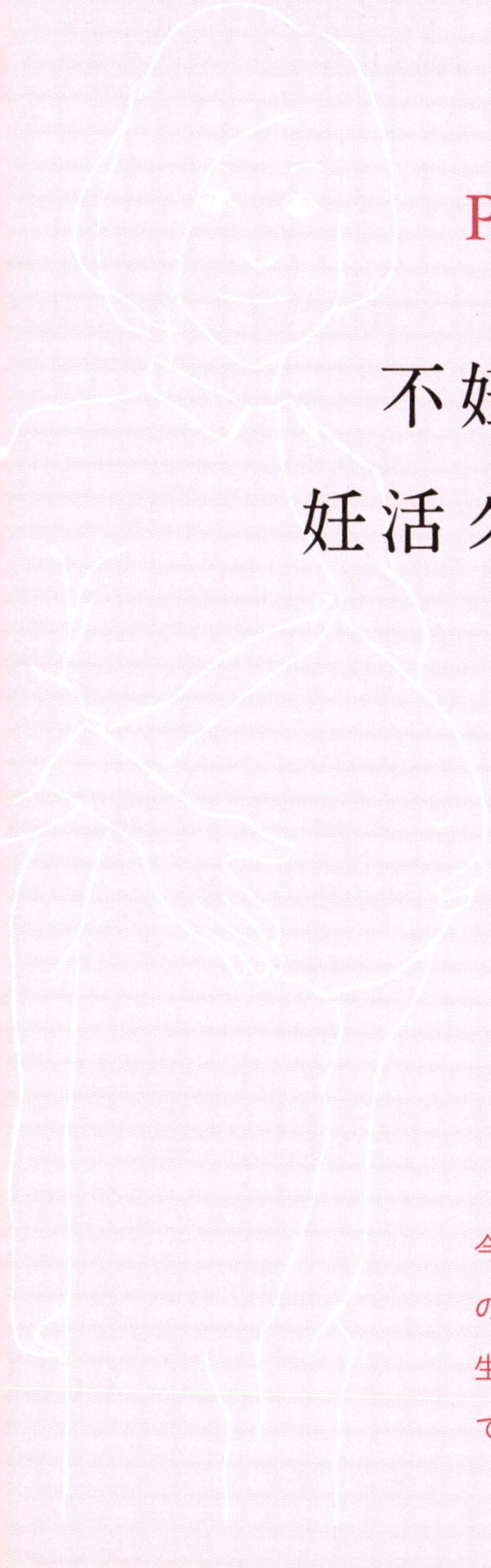

Part 1

不妊治療と妊活クライシス

今すぐ赤ちゃんが欲しい妻と、その切実な思いに鈍感な夫。妊活で生じた様々な問題をどう乗り越えてきたのか。対処法を紹介。

がんばりすぎないコツ

不妊治療の最初の壁は、「夫婦の本気度のズレ」

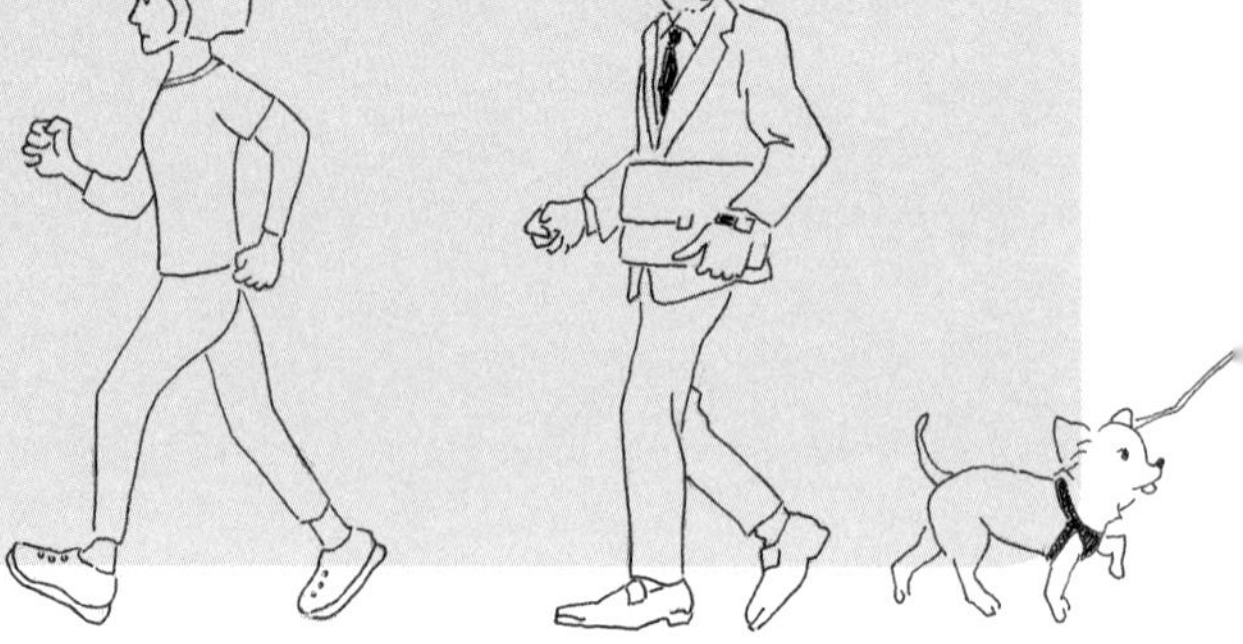

理屈で伝わり切らないからバクハツする

赤ちゃんが欲しいという気持ちが強すぎて、自分を責め、相手を責める。そして夫婦間に深い溝ができることを〝妊活クライシス〟と呼ぶそうです。42歳で初めて不妊治療クリニックの門をたたいて、私たちもすぐに〝妊活クライシス〟に陥りました。

私の年齢と夫の精子の状態から、もちろんクリニックの方針はタイミング法ではなく、顕微授精、あるいは体外受精でした。でも、ドクターからは、

「排卵日に合わせて、夫婦関係を持ってください」

と言われていました。なぜなら主治医の考えは、

「私たちは、ほんの少し手を貸すだけ。自然に妊娠するときと同じように生活していると、女性の身体はそれに反応して、ホルモンも分泌して妊娠しやすい身体になってくれる」

だから体外受精だろうと顕微授精だろうと、排卵前後は着床しやすくなるよ

う夫婦関係を持つようにと指導がありました。そして手術がない周期はもちろん、排卵誘発剤を打っている周期でさえ、可能性がある限りタイミング法もトライするよう言われていたのです。夫も先生の意見にうなずいていました。

でも、子供を授かる努力を重ねていくうちに、私と夫との「本気の温度差」にストレスを感じることが増えていったのです。

先生に排卵日を特定された初めての月、夫に「子づくりの協力」をお願いしました。でも夫は、24時間交替・土日関係なく働く多忙な仕事。だから、

「急に言われても……。ごめん、今日は無理だよ」

え？　たった月1回の協力が無理なの？　私は時間を工面して通院して、痛い思いもしているのに――。

しかも今回は、卵管造影検査後の排卵。卵管に造影剤を通す影響から、通りが良くなり、検査後の排卵で自然妊娠した人が多くいるそうです。だからこそ*ドクターから「この排卵で、タイミング法をねらいましょう」と言われたことを伝えたのに。

私は、今まで夫に感じていた小さな不満と、妊活への気負いが綯《な》い交ぜにな

＊他院では、わずかでも放射線を浴びているため、子づくりを１周期休ませるところがあるそうです。でも私の担当ドクターは、排卵前の低量のＸ線被爆は、胎児にほぼ影響しないため、検査の周期もチャンスはトライする方針でした。

り、固まりとなって一気に決壊。バクハツしてしまいました。

「タイムリミットがあって、1ヶ月に1回しかチャンスがないのに、仕事が忙しいだの疲れてるだの、何言っているの!?」

「子供ができなかったら一生責める！　一生恨む！」

そう、ありったけの言葉で夫を責め立ててしまいました。

私はずっと子供が欲しかったのに、先延ばしした夫のせいでこんな年齢になってしまったと、何もかも夫のせいにしたくなったし、しばらくすると一転して、夫への暴言に自己嫌悪に陥って全部自分のせいだと自分を責めました。

赤ちゃんに会えない選択をしていたのは私、すべては私の考えの甘さが原因だと、自分をとことん責め、後悔し、その苦しみを夫と共有できないことにまた苦しくなって、夫への怒りに変わる……。もう、堂々巡りです。

結局、夫が職場に連絡を入れて、2時間だけ猶予をもらえたものの、その日は私の態度に萎縮して、関係など持つどころではありませんでした。

がんばりすぎないコツ

〝脱・妊活クライシス〟のきっかけは、夫婦で目線が重なったとき

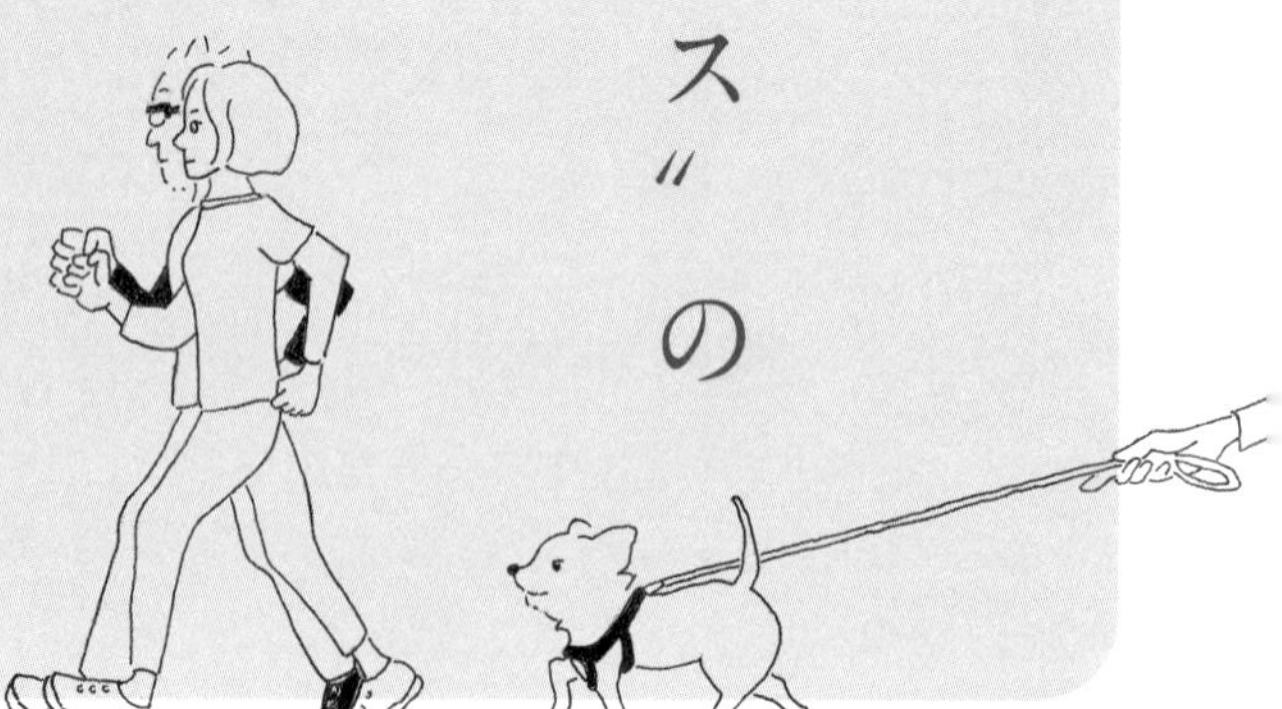

夫婦関係の再構築
そのための〝妊活クライシス〟

でも、そのバクハツで得たものもあります。

それは、私の「本気度」がやっと夫に伝わったということです。

数ヶ月経って夫に当時の胸の内を聞いたところ、

「僕は鈍感だったから、貴子が切羽詰まっていることに、それほど気がついてなかった。だからバクハツされて、ああ、追い詰められているんだ、ってそこで初めて分かった」とのこと。

夫はもちろん妊活に協力的ではありました。でも、夫と私の間には「子供が欲しい」と思う気持ちに温度差があり、さらに意識のズレもありました。

妊活は妻が主体で行うものだから、頼まれたことは協力し、問題が生じたら解決できるよう力を尽くせば、自分も充分に参加している、という意識だったと思います。でも、もうひとつ必要なことが私にはありました。それは妊活中の心の揺れへの〝寄り添い〟です。

一番寄り添って欲しい人に分かってもらえない悲しさや寂しさは、やがてあきらめや、絶望感に変わります。これらが妊活クライシスなんだと思います。

子供ができないとしても夫婦は続いていく

私が衝動的に感情をぶつけたことは、もちろん褒められた行為ではありません。でも、理路整然と話しても伝わらないこともあります。そんなときは心の悲鳴の表現、すなわちバクハツしてしまってもいいんじゃないでしょうか。

仮に不妊の原因が男性の側にあったとしても、通院も痛い思いをするのも女性です。そのうえ、卵子の老化、ホルモン値、妊娠できる確率など、ストレスがたまる情報に敏感になり、1日の大半はそのことが頭から離れません。それを1人で抱え込み、ゴールの見えない日々に不安になって不安定な精神状態が続き、ある日突然大バクハツする——。

話し合いの結果、夫の理解を得られなかったら、離婚となってしまう結末だってあると思います。幸い私たちは、私がぶつけた感情を夫が受け止めてくれたことによって「同じ目線を共有」することができました。そして、ここでやっと妊活の視野が開けた気がしました。これは夫の受け止め方が大きく影響していたと、今では感謝しています。

妊活は、妊娠して出産することが着地点ですが、子供を授からなくても、夫婦としての関係は続いていきます。だから、妊活をした時間が、夫婦のきずなを強める「何か」であってもらいたいです。

何が起こっても夫婦で納得して結論が出せるよう、2人の関係を再構築することが妊活の試練であり、〝脱・妊活クライシス〟なんだと感じています。

がんばりすぎないコツ

〝妊活〟だって
〝育み〟期間。
「妊娠20ヶ月」
だと思えばいい

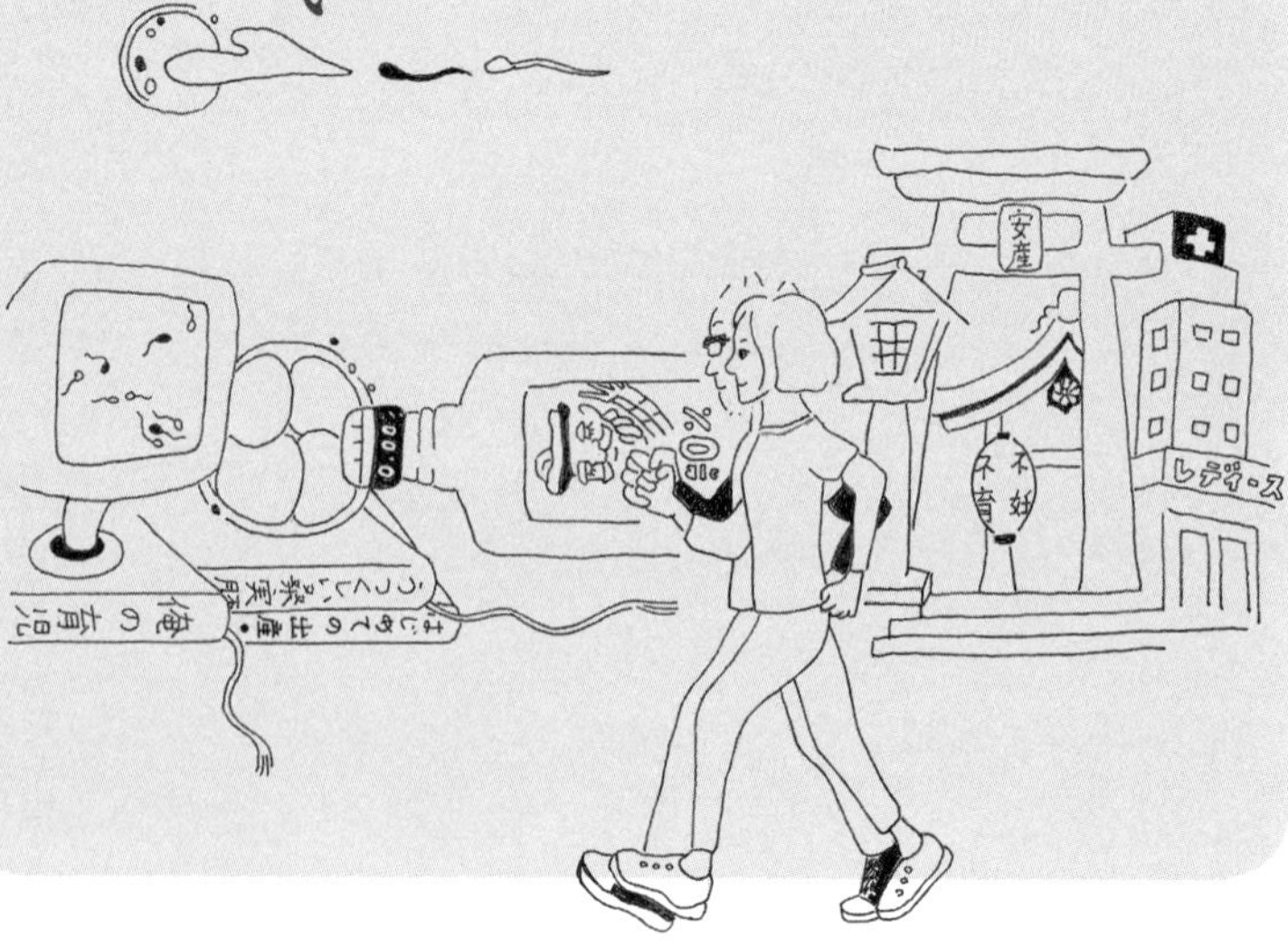

プロセスも楽しむという発想が希望の光に

私のバクハツから、夫はさらに協力的になってくれました。それでも私から見ると、まだ足りない。精子の濃度や運動率の向上のため、病院から指導されていた生活習慣の改善にマジメに取り組んでいない夫に、ウォーキングや禁酒を強制。そのうち彼からなんとなく〝義務感〟が漂い、それが私のストレスに。

ところが、先の見えないつらく不安な妊活に光を当ててくれたのも夫でした。顕微授精でやっと授かった初めての命。しかし、流産してしまいました。そのとき夫が言いました。「僕たちは妊娠20ヶ月でいいんじゃない」

20ヶ月後に出産できる確約なんてない。でも、その言葉が胸に響いてストンと腑に落ちたんです。慢性化していたイライラや焦りに、少しだけ光が射し込んだように感じたのです。不安を抱えているのは、夫も一緒。改めて気持ちを共有できました。そして、偶然にも本当に、最初の顕微授精から20ヶ月後に、私たちは赤ちゃんをこの手に抱くことができました。

がんばりすぎないコツ

どんな泣き言にも寄り添ってくれる。夫の受け止めがストレス軽減に

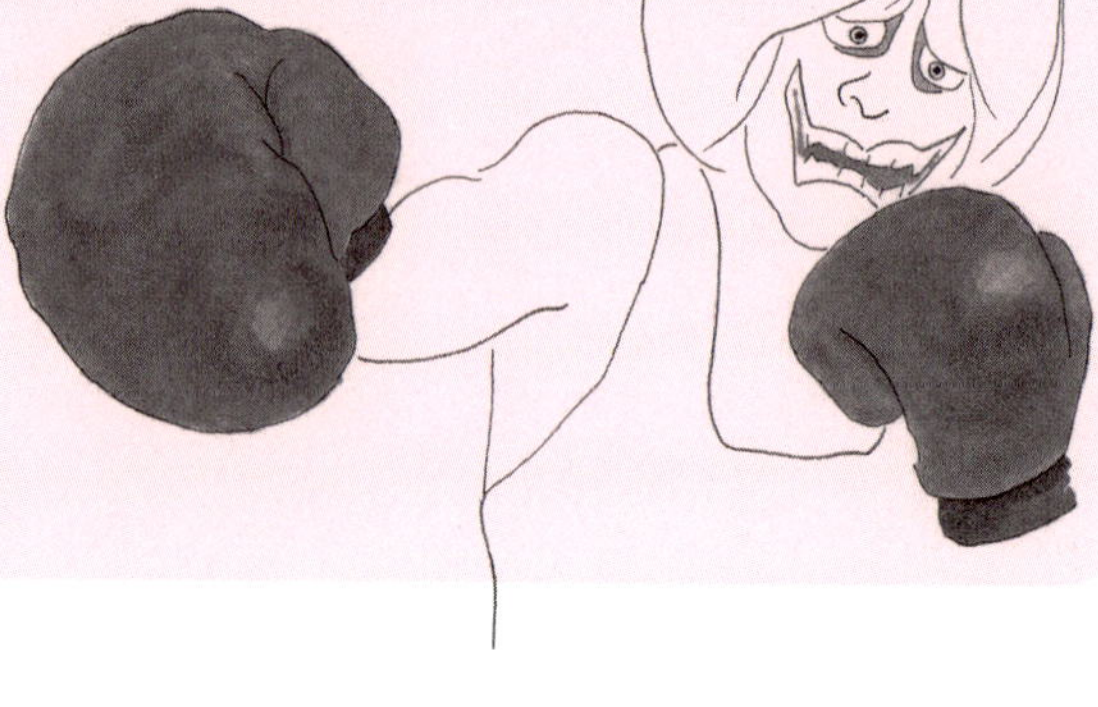

先のことよりも、今を大切に

「妊娠20ヶ月」、その言葉を受けてから、私の心に大きな変化が現れました。まず夫を責めないこと。自分の正しさを掲げて、相手のダメなところをつくのをやめました。そして自分の弱さを認め、夫に受け止めてもらうことに。

悪態をつくときは、もう全部をぶっ壊す！　くらいの勢いでひどい言葉も発しました。こんな夜叉みたいなところがあるんだと、自己嫌悪にも陥ります。

でも夫は、そんな荒れる私の理不尽なやつあたりを、黙ってやり過ごしてくれました。妊活の大敵である、私のストレス軽減をいつも気にかけてくれていたのです。そして私にひどいやつあたりをされた後でも「大変だな。つらいな〜。がんばってくれてありがとう」と、不安定な私の心に寄り添ってくれました。

大変な思いをしたからこそ、共に喜び合えることも経験できます。深まるきずながあります。先を見据えることは大事ですが、今歩む目の前の一歩を、2人で大切に踏みしめるようにしていました。

妊活夫が語るページ

なぜ妻のサンドバッグでいられたのか

「自分の胸に瞬間的に湧き上がってくる感情に飲み込まれない」

「相手の言葉尻にこだわらない」

これは、妻が感情的になっているときに僕が気をつけていたことです。悪態をつきたいときは、存分に吐いてもらう。ありのままを受け止めることが、結果的には妻をネガティブな感情から一番早く抜け出させることになるようでした。

そうは言ってももちろん、彼女の感情に驚き萎縮したり、しょっちゅう頭にきたり傷ついたりしています。そんなときは「彼女の〝恐れ〟が〝悲鳴〟として反応しているんだな」と思うと同時に、自分の怒りは「僕の〝弱さ〟が彼女の怒りから〝身を守って〟いるんだな」と、起きていることをそのままただ見つめます。

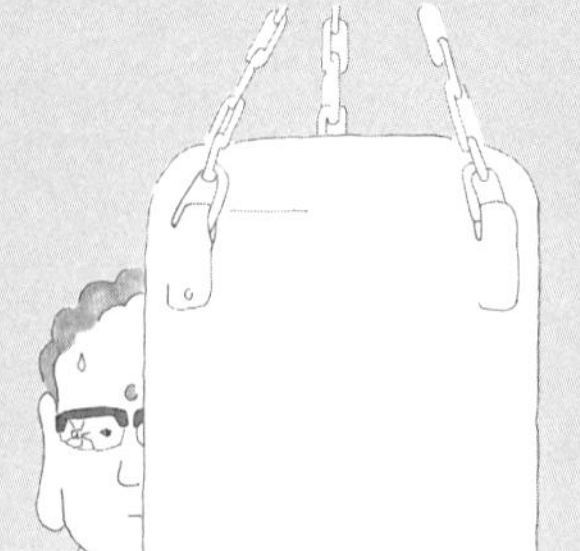

人間は誰でもポジティブな感情もネガティブな感情もすべて持ち合わせていると思います。悪態をつくなんて当たり前のこと。

その悪態をいちいち取り上げ裁いていたら、誰との関係だってあっという間に壊れてしまいます。

だから彼女の感情とも自分の感情とも「距離を置き」ひたすら観察することに徹します。それが〝ネガティブ〟が早く過ぎ去る一番の方法のように思います。

いらだちの原因を探っても、解決しない

僕の場合、逆に自分を苦しめたのが、いらだちの原因を「見つけよう」としたこと。相手が感情的になっているとき、ついつい何かとの因果関係を見つけようとしてしまいがちですが、よくよく観察してみると、それは自分の怒りにエサをやっているようなもの。すぐに怒りが膨れ上がります。

そもそも相手の感情も自分の感情もあって〝当たり前〟。人間である僕らにはコントロール不能なんじゃないでしょうか。思考を止めようと試みようが、座禅を組もうが、湧き上がってくる感情の波は、どうにも止めようがありません。

だったらエサをやらずに、ありのままを感じながらも距離を置くこと。それが今の自分にできる精一杯なことだと思います。

そして反省会は……、必要なら忘れたころに。相手も自分も聞く耳を持っているときに行います。

がんばりすぎないコツ

閉じていた〝感情のフタ〟を取り払えば、喜びも悲しみも怖れず感じられる

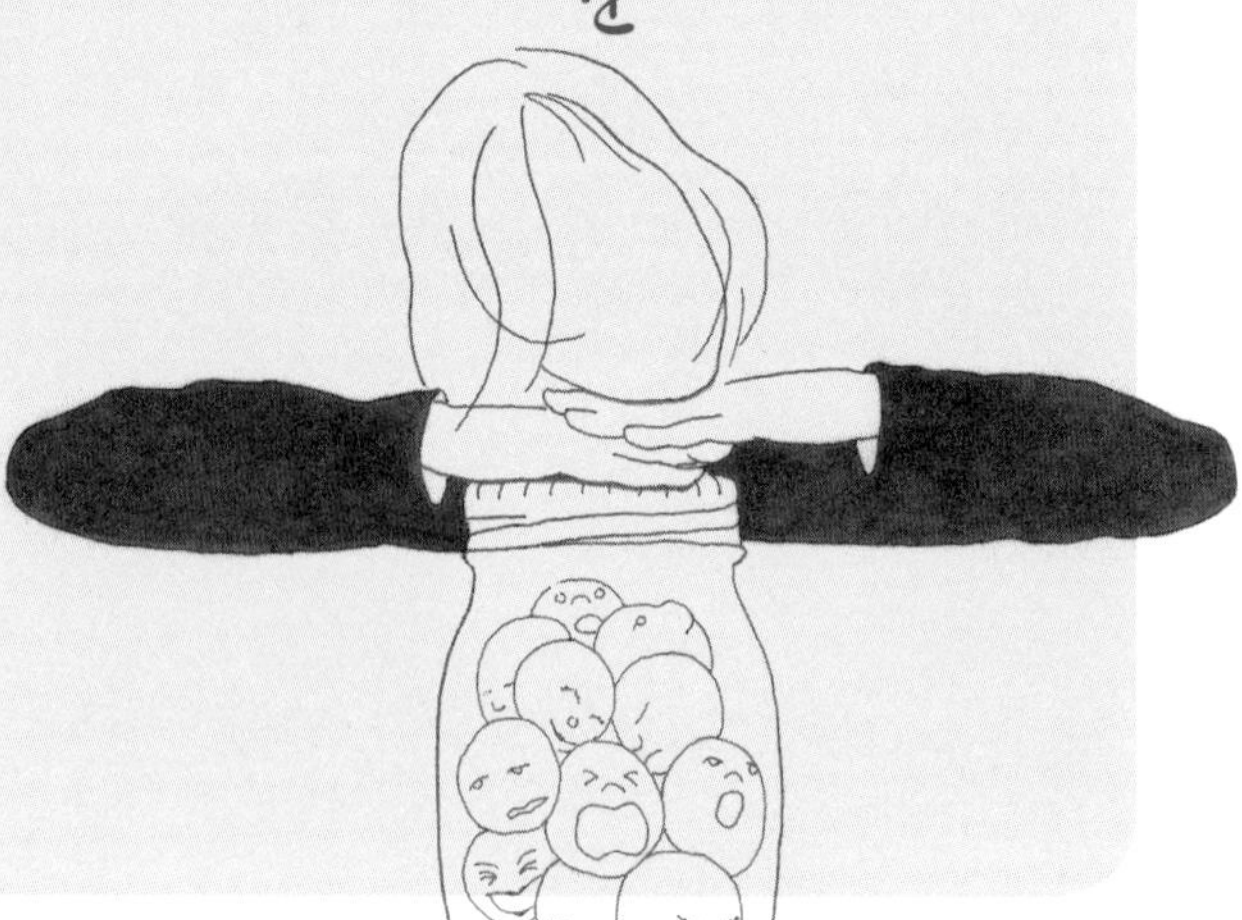

妊活で自然な感情の流れを取り戻す

夫の言葉を受けて、変化したのはグチを我慢しない、というだけではありません。自分の〝感情のフタ〟もはずれたのです。

私はものごころがついたときには、「泣きたいときにも泣かずに我慢して、むしろ笑って過ごすことが強く美しい」という観念が心に根づいていました。

でも、この私の考えは、不自然な状態を生んでいたんですね。「悲しい」とか「つらい」という気持ちから目を背け、感情にフタをしてしまっていたんです。あるのにないとされてしまった「悲しみ」は、そのうちはじけることに。

そして感情はネガティブなものだけではありません。フタをすることによって、ポジティブな感情にも鈍くなっていたのです。自分の喜怒哀楽を、意識下に抑えてしまっていた私。そんな私が、突然「不妊」という問題を抱えて、流産までして、悲しみ方さえ分からずに、意識下から勝手に湧き上がってくる抑制の利かない感情にただ振り回されている、と気付いたのです。

がんばりすぎないコツ

がんばっている
自分を認め、
涙の流れる
ままにしたら
肩の荷がおりた

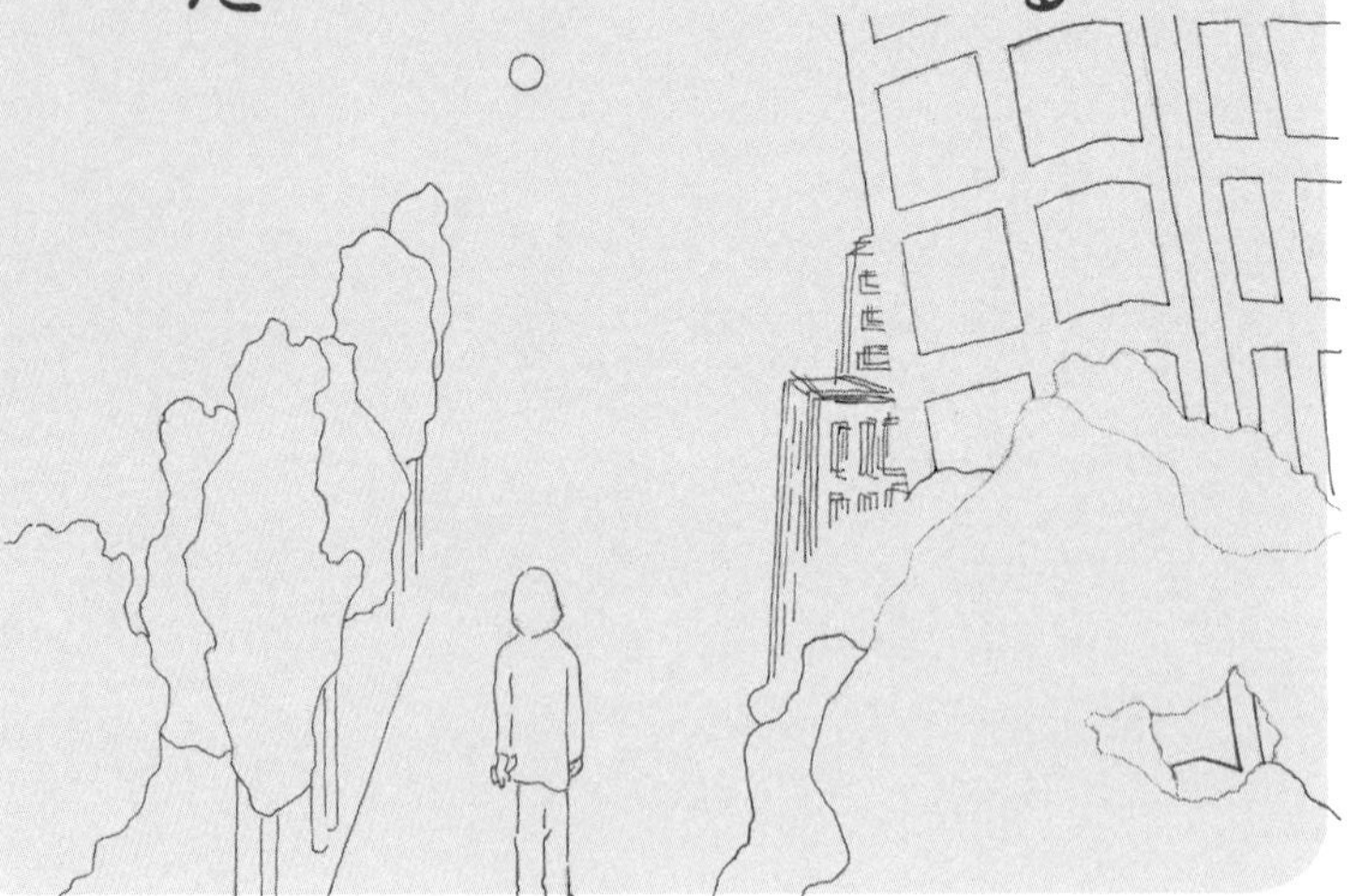

もう感情のうずに飲み込まれない

私が〝感情のフタ〟を取り払えたと思えたのは、2度目の稽留流産の後。悲しみにくれる私に、仕事中の夫が「きれいな月だよ」と散歩へ出るよう電話をくれました。本当に美しいお月さまが夜空を照らしていたんです。その日は中秋の名月。その月を眺めていたら堰《せき》を切ったように涙がポロポロ溢れてきて。悲しみの自覚もないのに、涙が止まりませんでした。今までで一番泣いたと思います。そのとき、「私、自分のために泣いてあげたことなかった」と思うと同時に、「私、がんばっているな」って自然に思えたのです。

着床しない身体を責めて、痛みや副作用に耐えてくれている身体にお礼も言ってなかった。責めるばかりで、心が折れないように踏ん張っている自分を認めていなかった。だから自分を褒めて、身体に感謝の気持ちを声に出しました。

そうやって口に出していたら、感情のうずに飲み込まれにくくなったのです。泣いてもいいって思えたら、肩の荷がおりました。

がんばりすぎないコツ

「泣き言」はちゃんと言う。言い切ったなら一転、自分を褒めるそれが一番早い復活法

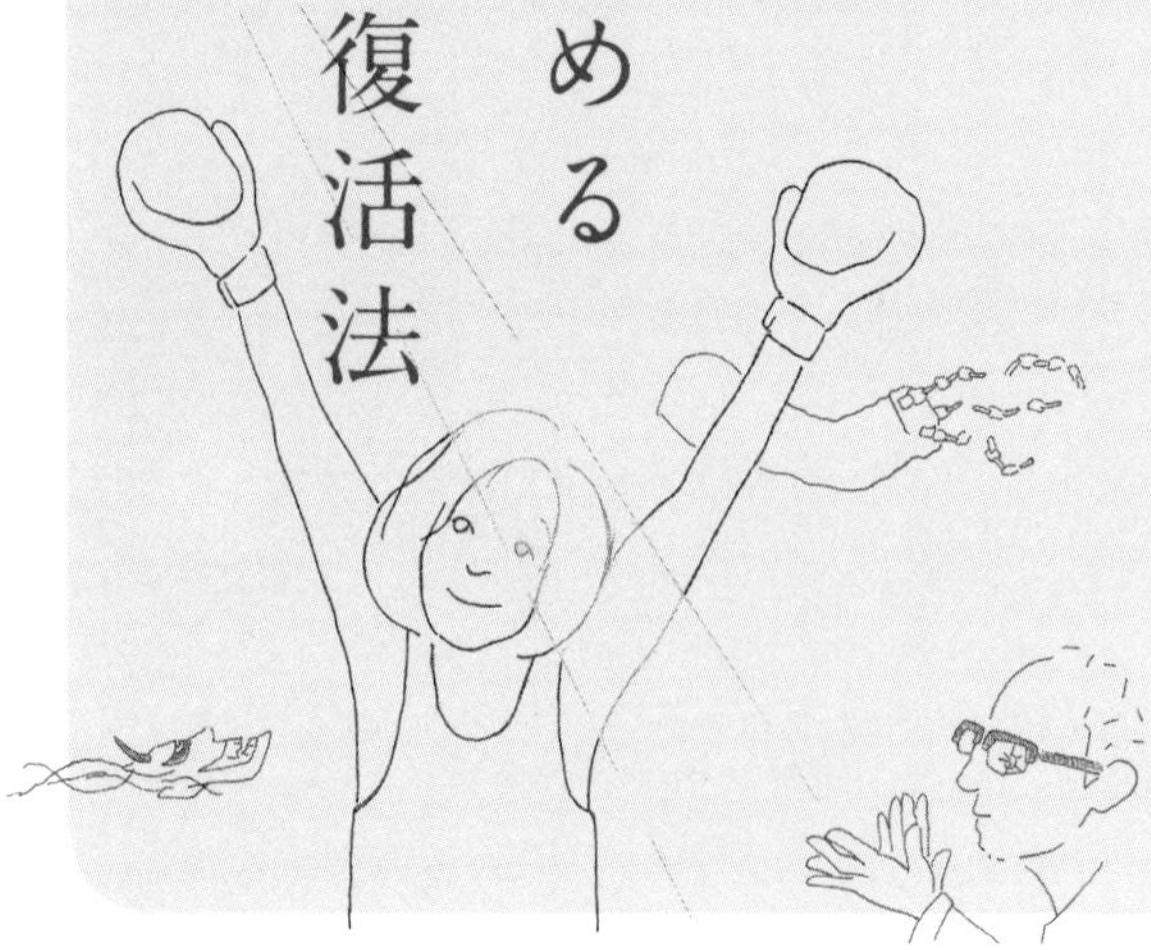

泣き言も、とことん言ったら飽きがくる

自分のために泣いてもいいって気がついてから、萎《な》えるときも、とことん萎えることにしたんです。うなだれて、グチを言って、夫にも泣き言をぶつけました。その場合は、あらかじめ夫に「泣き言を言うよ」と宣言して、トラブルを回避しました。

泣いてわめいて、ある程度気持ちがすっきりしたら、一転、自分を大絶賛。ついでに夫にも大いに絶賛に付き合ってもらいます。

「加藤貴子はすばらしい！」自分でも言葉にしますし、夫にもうなずいてもらいます。不思議なことに、人から褒められると回復する力が倍増するのです。

妊活をしていると、自分を責めることがあっても、褒めることはほぼありません。妊活は本当にストレスがたまります。生理が来る度に落ち込んで、自分をとがめ、妊娠できない自分が価値のない人間に思えてイヤになってきます。でも、身体はすごくがんばってくれて、心も踏ん張ってくれているのです。

がんばりすぎないコツ

ふさぎ込む時間が激減 声に出して 自分を褒め、 身体や子宮にも 感謝を伝える

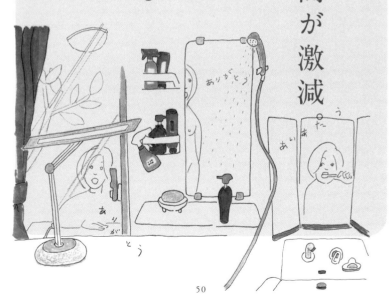

身体だってがんばってる

自分を褒めてあげたら、次は身体を褒めること。「子宮さんありがとう！」「卵巣さんありがとう！」。なるべく大きめな声ではっきりと伝えます。

「1人で何をやっているんだ？」って、思うでしょ？（笑）でも私は、これを習慣にしたのです。

心が折れそうになるたびに、踏ん張っている自分と身体をいっぱい口に出して褒め、さらに、つらいとき以外にも、声に出して褒めていたら、意外な効果が現れたのです。

それは、ふさぎ込む時間が短くなったこと。

「もう一生立ち直れない」と落ち込んでいるときも、湧いてくる感情のままに泣いて、その後自分の身体を褒め、最後に少しだけ笑ってみる。私は、心のままに過ごした後、ほんの少しでも笑顔をつくると日々のポジティブ度合いがアップしました。

がんばりすぎないコツ

病院に通うだけで、
たいしたもの！
それだけで、十分。
勇気を持って
〝何もしない〟

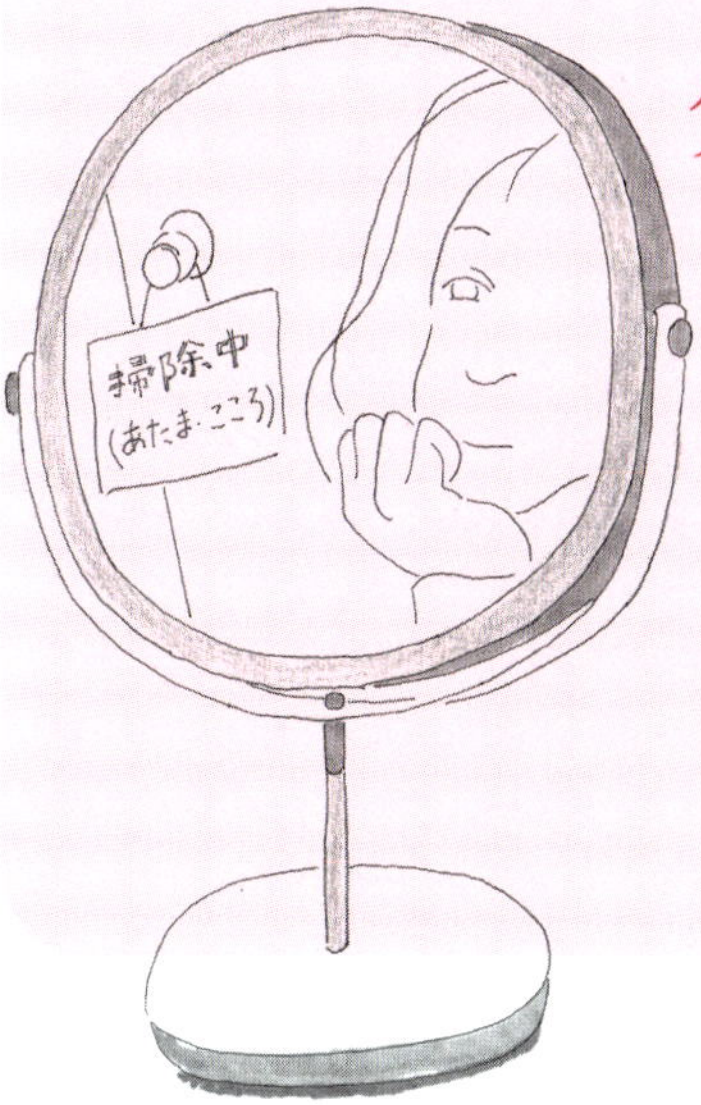

何もしない時間に、罪悪感を持たないで

妊活を始めると、注射を打ちに行ったり、検査をしたり、通院のためにたくさんの時間を費やし、やることがたまっていきますよね。でも、そんなときこそ、自分を褒め讃え、リラックスするチャンスです。

病院に通っているだけでも、えらい！　ドクターの治療法を把握するだけでもえらい！　「今回はダメでした」と言われたとき、先生の話を最後まで聞いていられるだけで「たいしたもん」なのです。これらをやっている自分をきちんと褒めてあげるだけでも、通院生活がラクになります。

それから〝何もしない〟自分を許してあげてください。治療を開始したころの私は、待ち時間に仕事関連の本を読んだり、手紙を書いたり、片づけたいものをいっぱいカバンに詰め込んでいました。でも、それって知らない間に自分を追い詰めてしまっていて、ストレスを重ねる結果に。

だから「何もしない時間」は立派な自分ケアの時間です。

がんばりすぎないコツ

明るい未来の想像に助けられることもある。つらいときこそ躊躇《ちゅうちょ》せずに

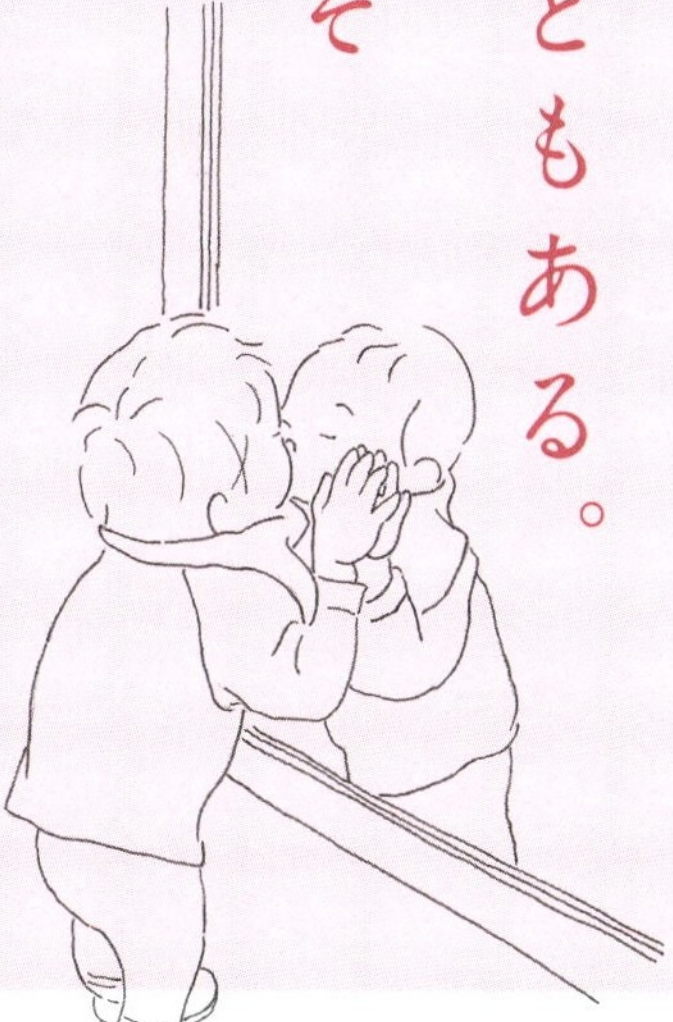

つらい採卵もリラックスで痛みを軽減

初めての採卵はとても痛かったです。膣壁から針を刺して、卵巣から卵子を取り出すからです。私の場合、局所麻酔だけでは痛みが我慢できず、途中で静脈麻酔を追加してもらいました。

でも何度か採卵をして、「リラックス」すると痛みが軽減することに気づきました。だから採卵のときも、「卵巣さん、ありがとう」「卵子さん、ありがとう」と、ホルモン治療をがんばってくれた卵巣と卵子に心の中でお礼を言っていました。

それと同時に、赤ちゃんを授かったときのこと、楽しい未来を頭に描くように努めました。妊娠できなかったときの落胆を考えると、楽しい未来を想像することを躊躇《ちゅうちょ》しがちです。でも、何度かトライしているうちに、それが私なりの痛みとの付き合い方だと気が付きました。私は本気でがんばってくれている身体に、本気でお礼を言って、本気で子供のいる楽しい未来を想像しました。

がんばりすぎないコツ

不安は「オバケ化」する前に書き出してみる。不安の正体が分かりすっきり手放せる

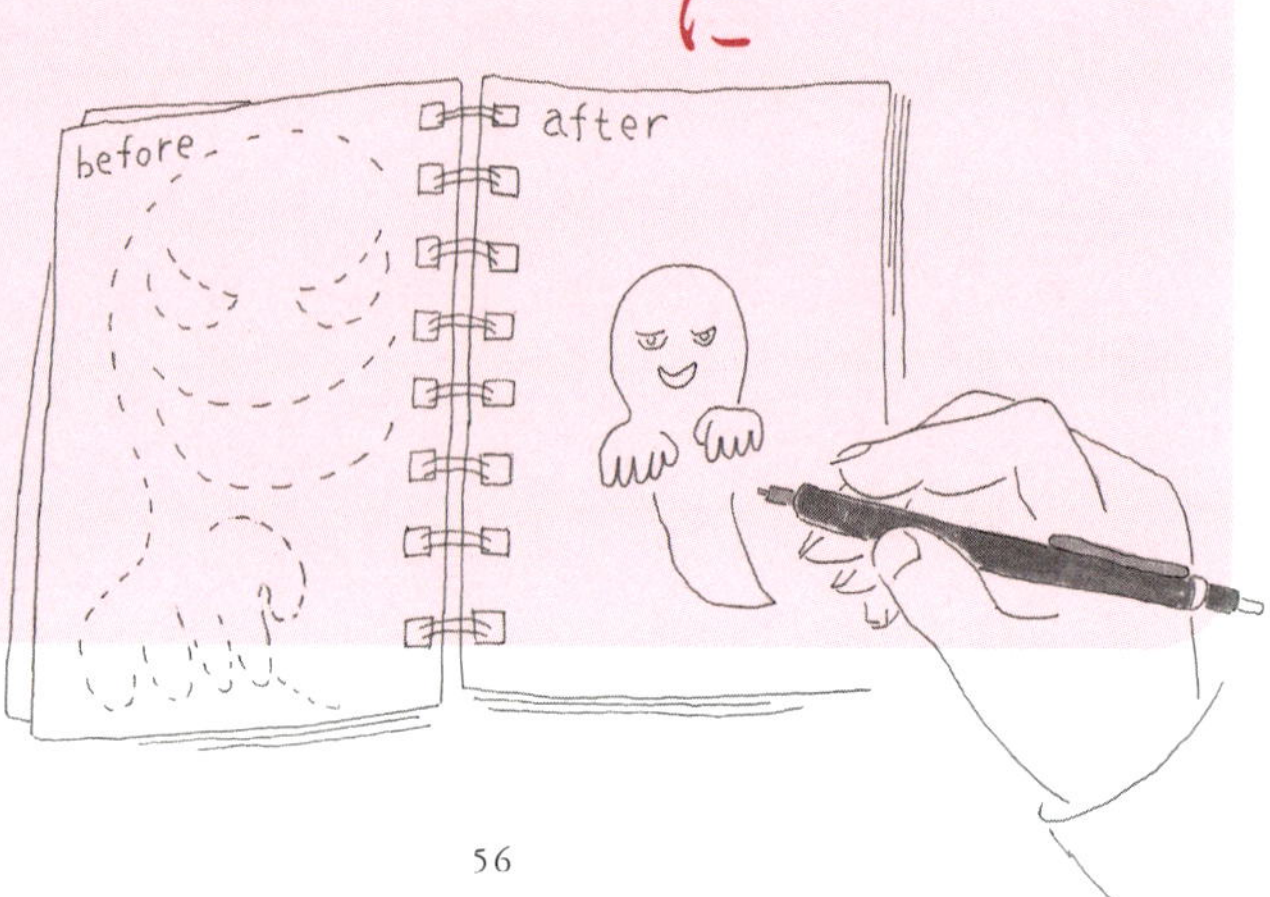

モヤモヤした気持ちに光を当てる

私は、自分が抱えている不安を、頭の中で、あーでもない、こーでもないと、あれこれ転がしているうちに、その不安を意図せずかえってどんどん大きく膨らませてしまう傾向があります。不安を「オバケ化」しちゃうんです。だから、一度不安を書き出して、目の前に並べて整理します。

いざ並べてみると、意外とたいしたことなかったり、思わぬ解決策が浮かんだり。場合によっては単なる自分勝手な思い込みだったりすることも。

私にとって書き出すことは、「オバケ化」する前に、しっかり「等身大」でつかまえる作業。そうすると、そこで初めて、不安をきちんと手放すことにつながる感じがして、それでブログにも書くようになりました。

得体の知れないものには、ついおびえがちです。でも光を当ててしっかり見つめれば、案外冷静でいられる。不安がぬぐえないときは、書き出してみてください。不安の正体は、実は小さかった、なんてこともありますよ。

がんばりすぎないコツ

ブログは私の元気の源。つらい体験をつづることで温かい反響に勇気づけられ、治療のはげみにも

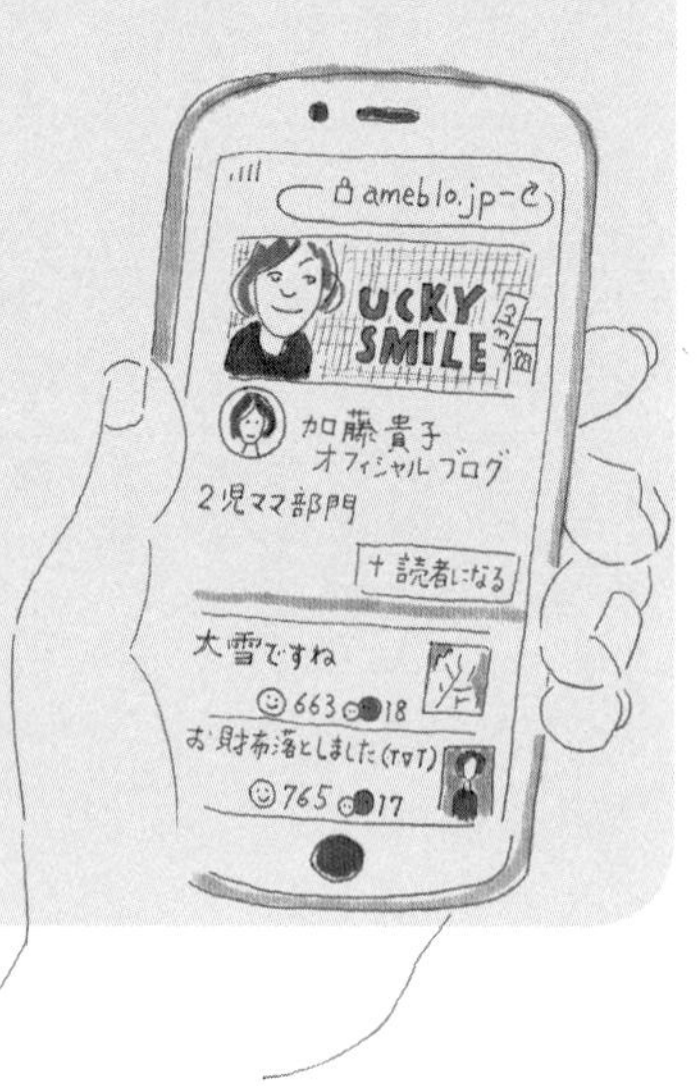

自分だけが不幸の渦中にいるんじゃない

不安を「オバケ化」させないために、ブログに妊活のことも書いてみると、それが思わぬ効果をもたらしました。それは読者の皆さんからの反響です。

特に私のまわりでは流産を経験した人がいなくて、「どうして私だけ……」と、心が折れそうになったのですが、そのつらい体験を書くと、同じようにつらい思いをしている方がたくさんいることも分かりました。ブログにコメントをくださった皆さんのおかげで、なんとか治療を続けられたといってもいいくらいです。数々のコメントに勇気づけられ、たくさんの愛をいただきました。

それから反響が大きかった男性不妊について。周囲に打ち明けられず、女性だけが一方的に責められるケースがある、ということも知りました。

ブログで皆さんからいただいたパワーをお返しするとともに、私の体験が誰かの力になったり、妊活の心の負担を少しでも軽減することにつながればいいなと思っています。

がんばりすぎないコツ

人前で話したら逆にパワーをもらえた。不安な気持ちこそアウトプットする

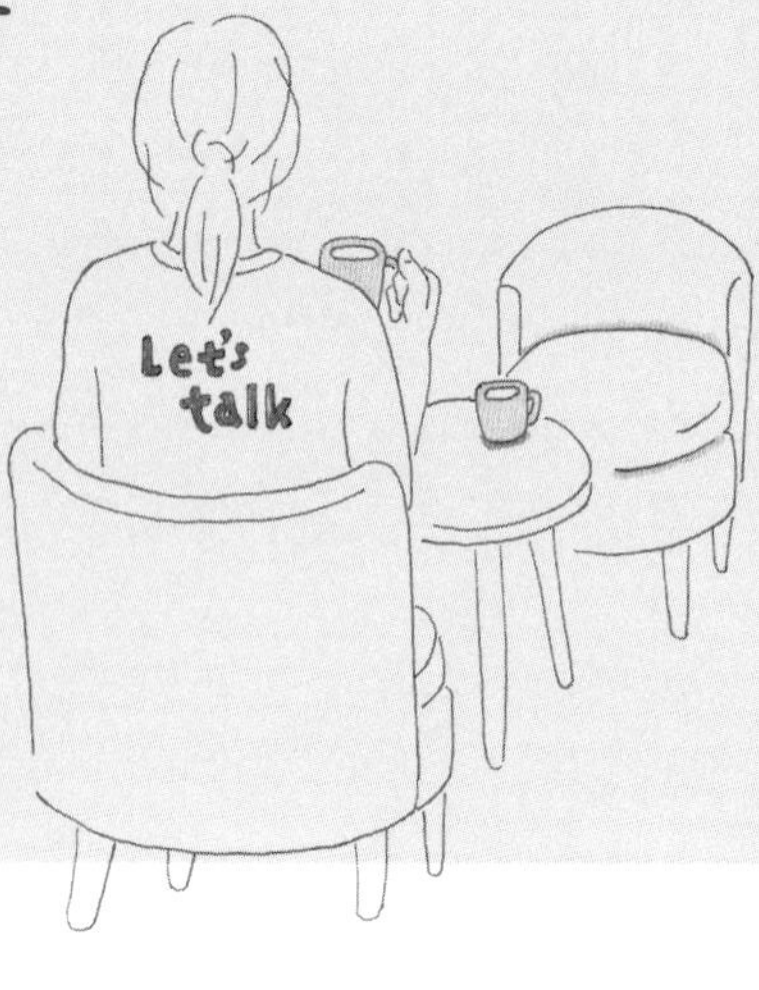

経験の共有が心の洗濯になる

不安を大きくさせないために、誰かに話すこともおすすめです。私の場合、第一子を出産して、第二子の妊活中にクリニックから依頼があり、妊活体験をお話しさせていただく機会がありました。

年齢も職業も事情も様々な人たちが、「子供が欲しい」という同じ目的で集まったセミナー。実はそのときの私は、着床しないことの連続でひどく落ち込んでいました。しかも初めて講演した私は、しどろもどろで散々でした。

でも、妊活のストレスや悩み、不安、そして対処法など、体験してきたことをありのまま話したら、講演が終わったとき、「心の負担をおろすことができた」と言ってくださった方がいたのです。

それは私も同じ思いでした。経験を共有することによって、むしろ私の方が元気をもらったくらい。私自身も話すことによって何かが開けました。ストレスや不安を言葉にして話すことは改めて大切だと気付きました。

がんばりすぎないコツ

自分の「観念」が
自分を不自由に。
「思い込み」の
鎧を脱ごう

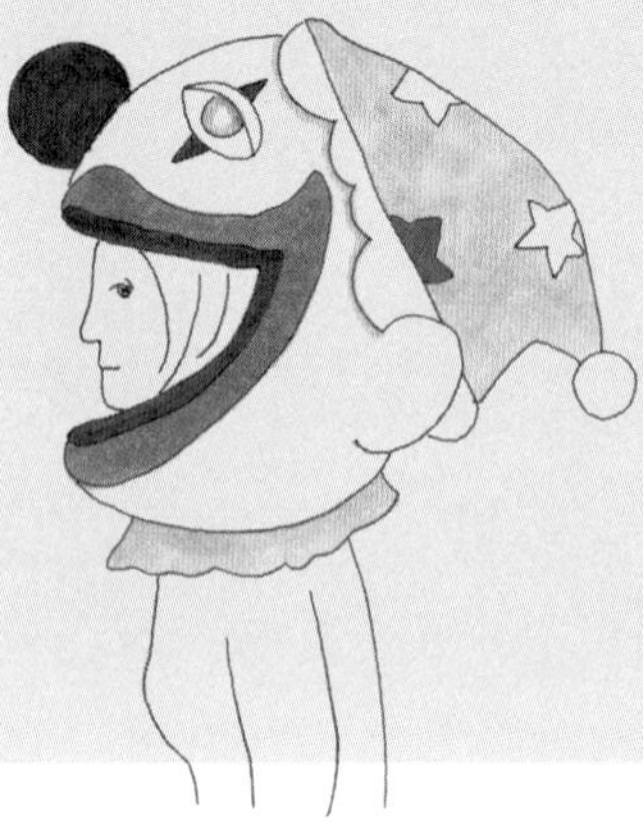

「ねばならない」を手放せばラクになる

自分の持っている「観念」みたいなものを、どうやって崩していくのか。妊活ではこれが本当に大切なこと。自覚していないことも多いけど、実は自分の思い込みによって、かえって苦しさが増していることもあるように思います。

例えば私は、「つらいときこそニコニコ笑っていよう！」。これこそが理想で強い生き方だと思っていました。人に泣き顔を見せず、我慢するのが「美徳」だって。それがかっこいい女性のイメージと思い込んでいたんです。

でも私は勘違いしていました。かっこいいって、人前でグチを言わないとか、そんな表面的なものではないんですよね。それよりも、きちんと自分をとらえて向き合えていること。自分の感情をごまかさず、自分と上手に付き合っていける人。私はこの勘違いのせいで、積もった感情が暴走してしまいました。

「こうでなければならない」。そんな思い込みを妊活のおかげで少しずつ手放せたのです。

がんばりすぎないコツ

心と身体が壊れる前に一度「ま、いっか」と投げる。

がんばりすぎると、
見返りを求めてしまうから

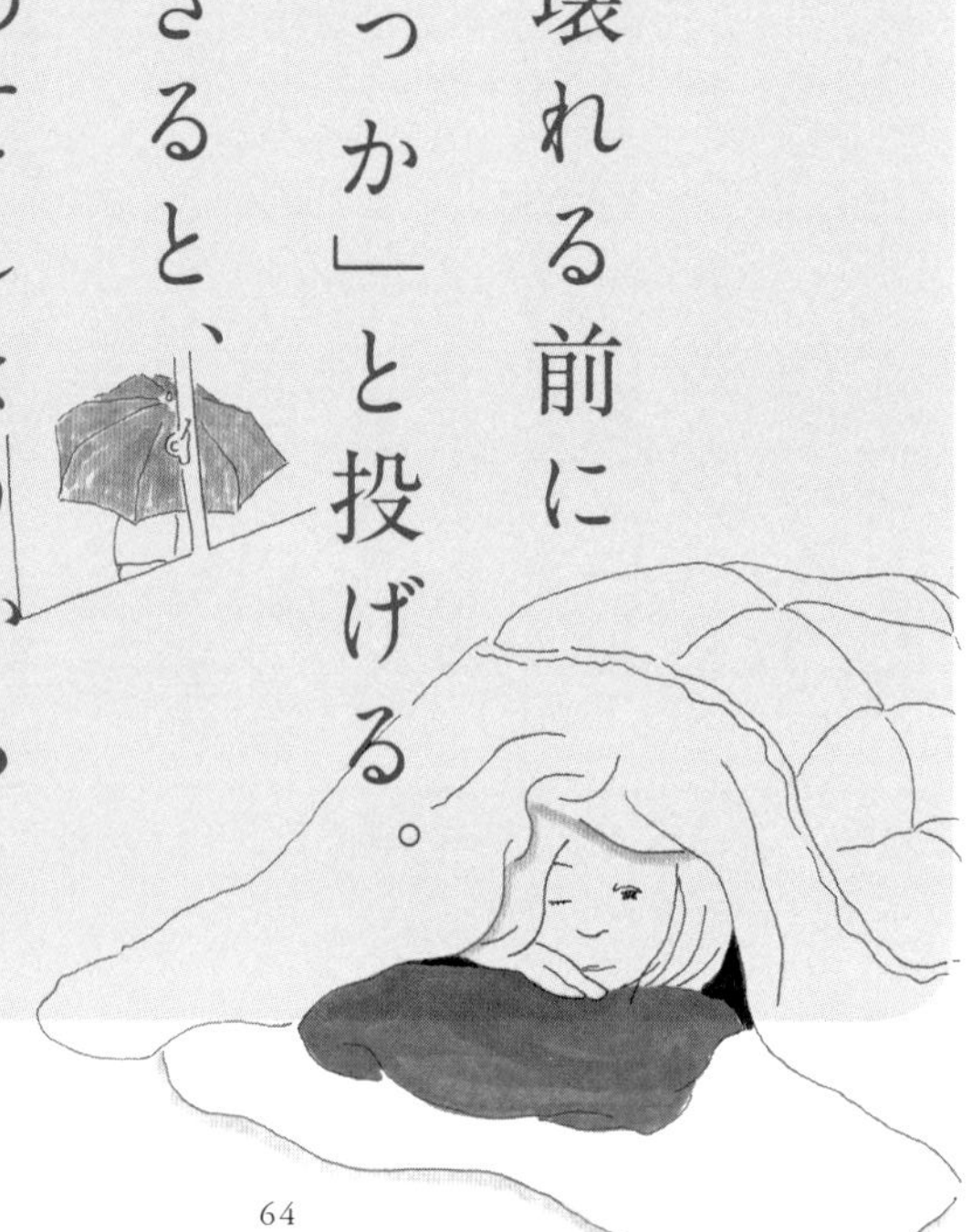

がんばった分の見返りを求めない程度で

流産をしてわんわん泣いて。たくさん悪態をついて。それを繰り返していたとき、「あ、これではもたない」と、妊活の潮どきを考えるようになりました。終止符を打つことが頭をよぎったのは、43歳の誕生日の手前のころ。

たった1年でこんなに心がズタボロになるようでは、治療を続けることは難しいと思いました。でも、後悔はしたくない。そこで、「ま、いっか」と投げることを自分に許しました。ようするに「逃げる」ことですね。

それまでは、雨の日も嵐の日もドクターの言う通りに毎日、45分のウォーキングをしていたのです。でも「雨の日には休んだっていいんじゃない?」、そんなふうに気楽に構えるようにしたのです。

だって、努力をすればするほど期待が増して苦しい。こんなにがんばったのに!　って見返りに切実になってしまいます。だから「バランス」を見ながら「ま、いっか」と。心が折れないよう柔軟に〝しなる心〟に切り替えたのです。

がんばりすぎないコツ

努力が必ずしも妊娠につながるわけではない。今までの経験をリセット！

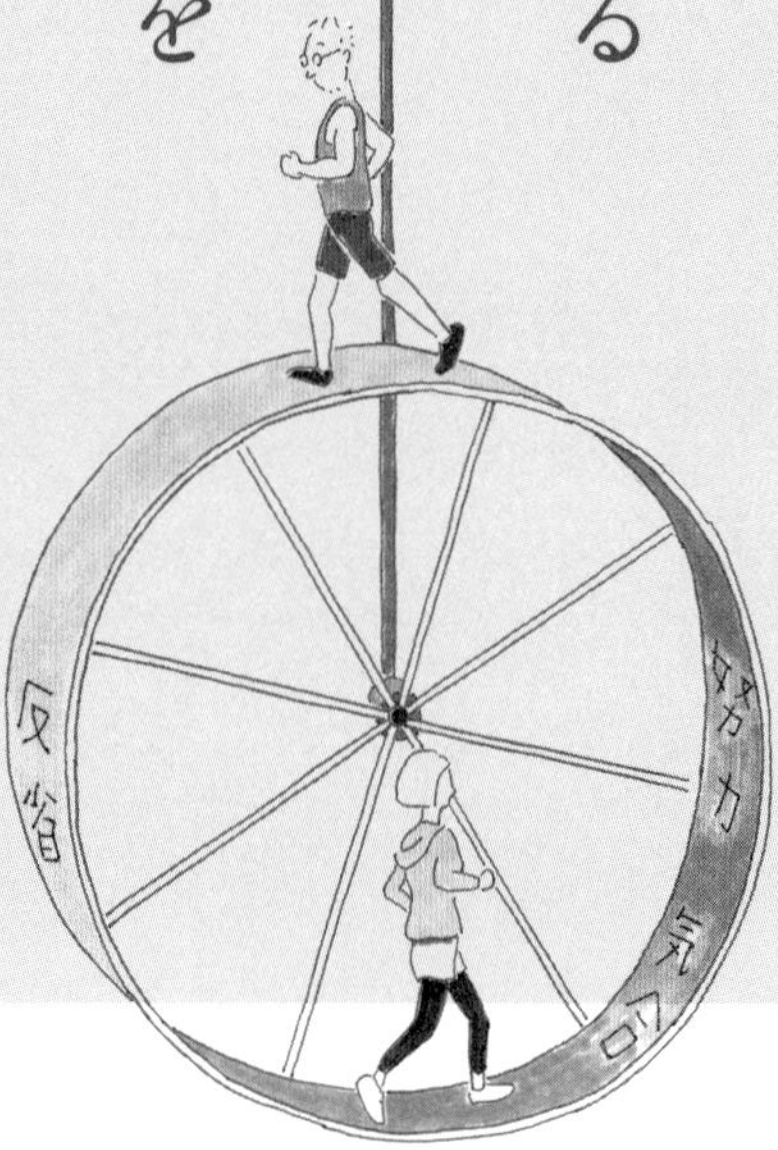

反省と後悔は妊娠の糧にならない

風邪のときって薬を飲むと、「治ってきたな～」なんて気がするけれど、不妊治療でそれはありません。ホルモン注射を打ったからって、それで「妊娠できそうな気がする！」なんてないんですよね。

必ずしも努力が妊娠に直結しない。

「努力をしているのに」と思う分だけ、かえって自分を苦しめる。私も着床しないことや、繰り返す流産を自分の努力不足のせいにしたこともありました。なぜなら私ぐらいの世代は、がんばらないと結果が出ない、という教育を受けてきたから。でも、努力をすればなんとかなるとか、気合いが足りないとか、そんな考えにはあまりとらわれない方がいいと思うんです。

特に仕事に打ち込んできて高齢出産を希望する人は、自分の成功体験から努力で結果を導きたくなると思います。でも、妊活でいう努力は、ストレスをなくすこと。反省も後悔もそれほど糧にならないのです。潔く手放しましょう！

妊活夫が語るページ

妻との意識差がストレスで、僕の精子が減ったのかも？

男性不妊が判明したとき、傷ついたとか自分が否定されたとか、そういう気持ちは自分でも不思議なほど湧きませんでした。ただただ「ビックリした」。その驚いた姿が、妻から見ると「ショックを受けている」ように映ったみたいです。だから、男性不妊が判明しても、しばらくはそっとしておいてくれました。

でも、僕の目には、その距離を置く感じが、「怒っている」ようにも見えました。

もちろん彼女も少し怒ってはいたようです。妻はずっと子供が欲しいと思って努力もしていたし、でも原因は、ただ漫然と過ごしていた僕の方にあった。だから、彼女の無言を、ただ〝怒り〟とだけ理解してしまいました。

精子の運動率が、10％から5％に減少

ドクターからは、精子の数が増え運動率もよくなるように、生活指導を受けました。それからはウォーキングをしたり、お酒を控えたり、僕なりに力を尽くしたつもりではありました。

　でも、彼女との意識のズレがプレッシャーとなったのか、10%あった精子の運動率が5%まで低下。

　仕事で目いっぱいストレスフルな日に、「お疲れのビールも完全に我慢じゃあ、かえってストレス増大だ」とか、「寝不足をおして無理やりウォーキングじゃあ、かえって不健康だ」とか。言い訳をした日もあります。

　ときどき採用する「ま、いっか」を、相手が「ま、いっか」と思えてなければ、それは「ま、いっか」になりません。

「ま、いっか」の共有って、難しいんですよね。

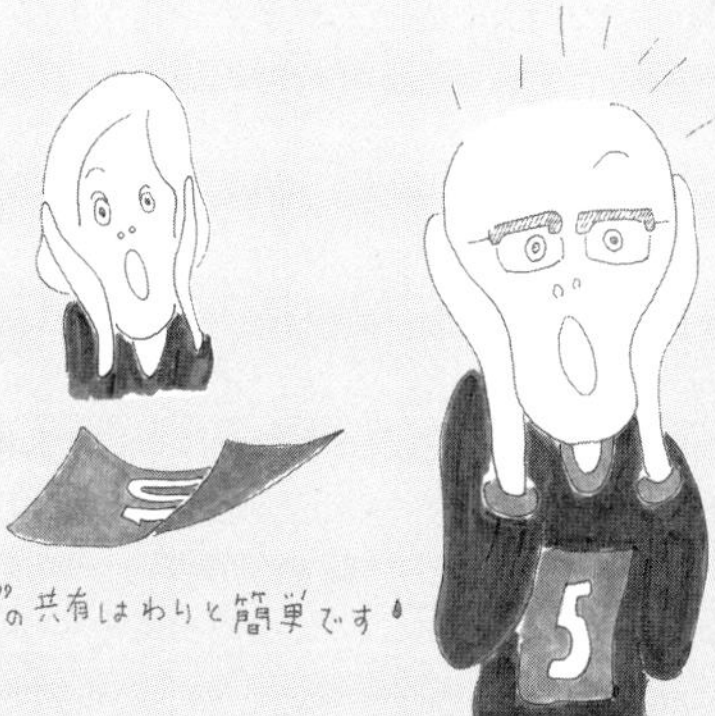

“叫び”の共有はわりと簡単です！

がんばりすぎないコツ

自分を心から許してあげられるか。ストレス軽減のカギは、そこにあるのかも？

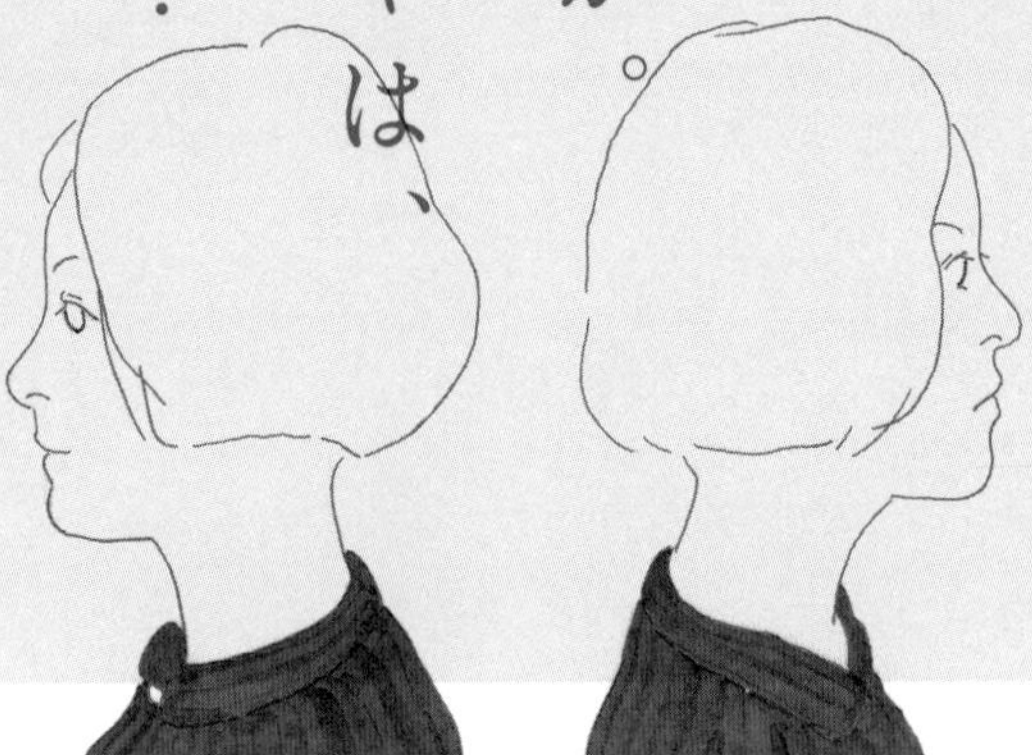

自分を裁かない人は気持ちよくサボれる

不妊治療のドクターも、分娩担当のドクターも、「とにかくストレスをなくしてください」って言うんです。ストレスというのは、それほどまでに恐ろしいもの。どんなに医療技術が発達しても、ひとつのストレスで、その努力がゼロになるくらい、身体はストレスに反応するようです。

けれども、妊活に限らずダイエットでも、みんな「やらなきゃいけないこと」にしばられていくんです。私が嵐の日でも45分ウォーキングをしていたのは、まさにそれ。「やらない罪悪感」に支配されてしまうからです。

でも妊活で大切なのは、いかに自分を「許してあげられるか」。自分を裁かずに、「認めてあげられるか」、これらが続けられるカギでした。

気持ち良くサボれたら、45分歩くよりもいい効果があると思うんです。「たまには休んでいいよ」「罪悪感は感じなくていいの」と。ある程度の努力は必要だけど、「許す」「認める」ことがストレスから脱する一歩だと思います。

がんばりすぎないコツ

毎日の妊活に疲れたら
小さなごほうびを。
モチベーション
アップには、
お財布のひもをゆるめる

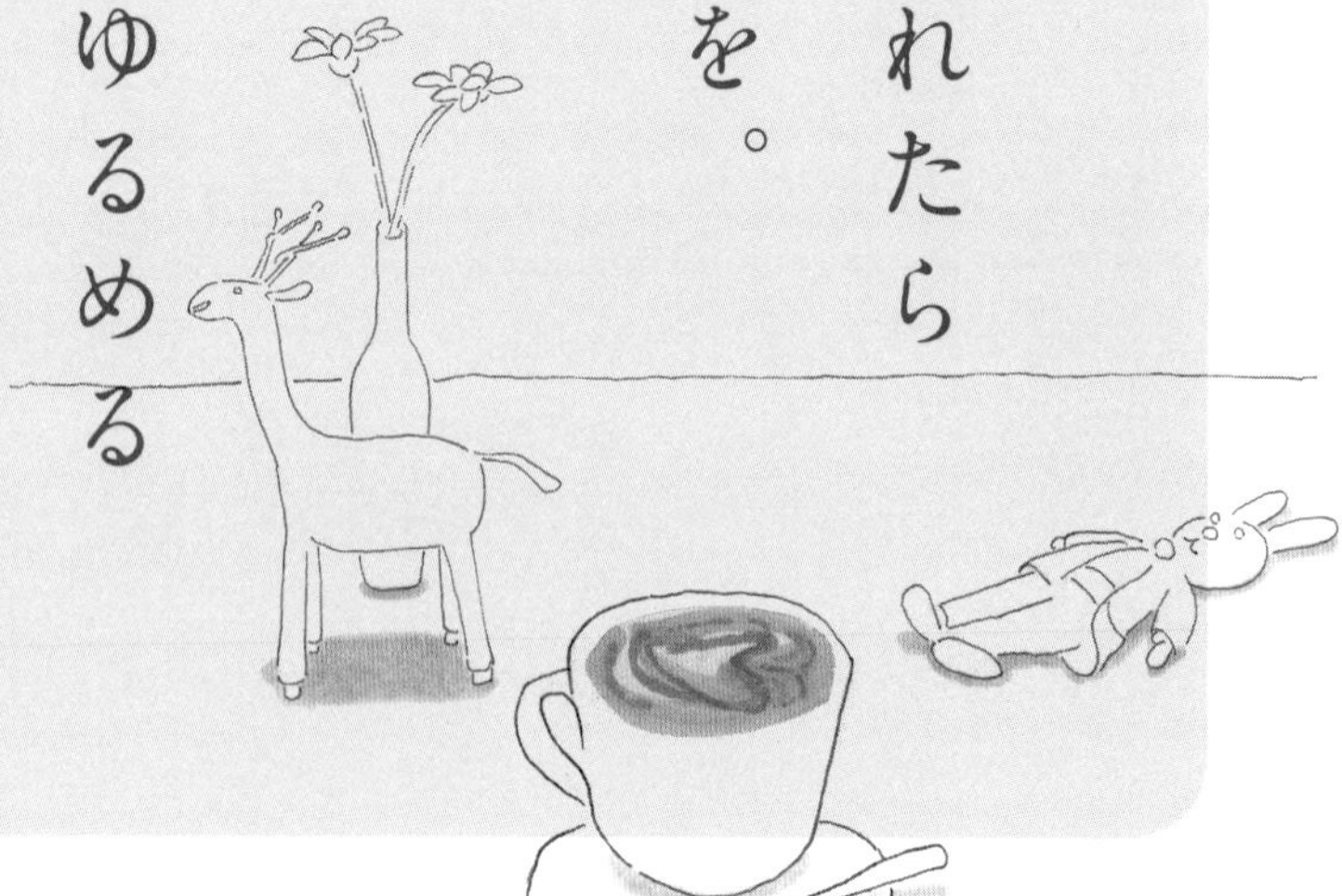

がんばっている自分にエールを送る

自分を追い詰めるほどの努力はいりませんが、妊娠しやすい身体に改善する必要はあります。そのひとつが、先ほどから例に出ているウォーキング。

でもいつも同じテンションを維持できません。45分も歩くって、毎日だと飽きるんですよね。そんなときは、私は自分に小さなごほうびをあげました。ウォーキング用のシューズや、ナップサックの新調。私はナップサックが好きなので家にやたらと増えました。背中はひとつしかないんですけどね。

あと、私はいろいろな駅で降りて、探索して気分転換しながら歩いていました。おいしそうなパン屋さんを見つけたら、パンを買ったり、カフェに寄ったり。

加えて、体外受精をするときは、毎回「これが最後」と思いながら通うので、次は高い手術代を払わなくていいんだって、おいしいランチを食べることも。ムダ遣いに思えますが、気持ちを保つのに必要な出費でした。

がんばりすぎないコツ

時計の数字がゾロメ、
いれたての
コーヒーの香り。
小さな幸せを
ちゃんと味わう

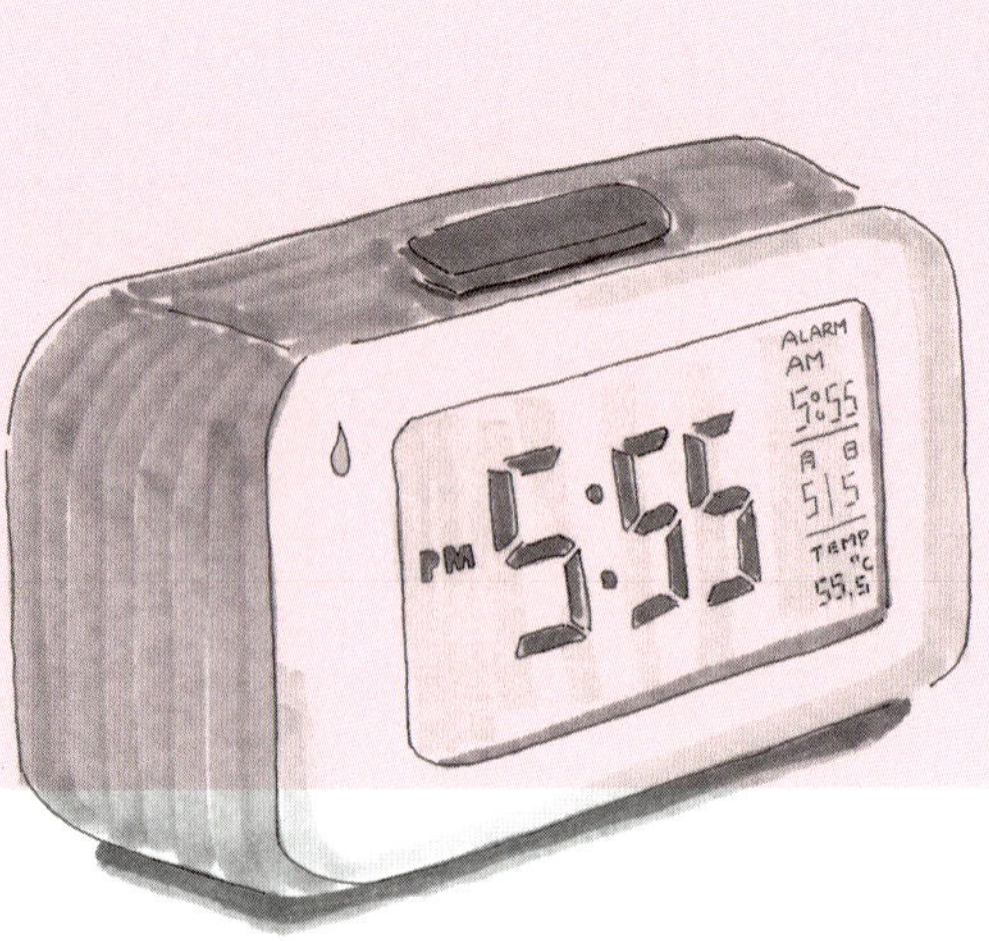

ちょっとしたニンマリは ちょっとしたエネルギーに

特別なことではないのですが、時計を見たとき、数字が3つそろっていたり、自分の誕生日と同じ数字だったり。それだけでうれしくなっちゃうんです。「ちょっとだけいれたてのコーヒーを堪能していい？」マネージャーとの打ち合わせで小さな願いをかなえてもらう。もうこれだけでニンマリ。だから何？　って、他愛もないことですよね。でも私はそんな小さなニンマリがあるだけで、がぜん気分があがってくるんです。そしてそんな単純で他愛もない自分を「かわいい」って思ってしまうほど私はアホなんです。

でもこんな小さい幸せを見逃がさず、ちゃんと感じる心が妊活の支えになりました。妊娠できなかったとき、ものすごく落ち込むんです。「いつ子供を産むことができるの」とか。先が見えない闇に吸い込まれそうになったとき、小さな幸せを見つけて噛みしめる。深呼吸して、目の前のちょっとしたことを「ラッキー」って喜ぶ。これで意識の矛先を変えていました。

困ったときも、なんとかなる。ならないときは、一緒に考えてもらう

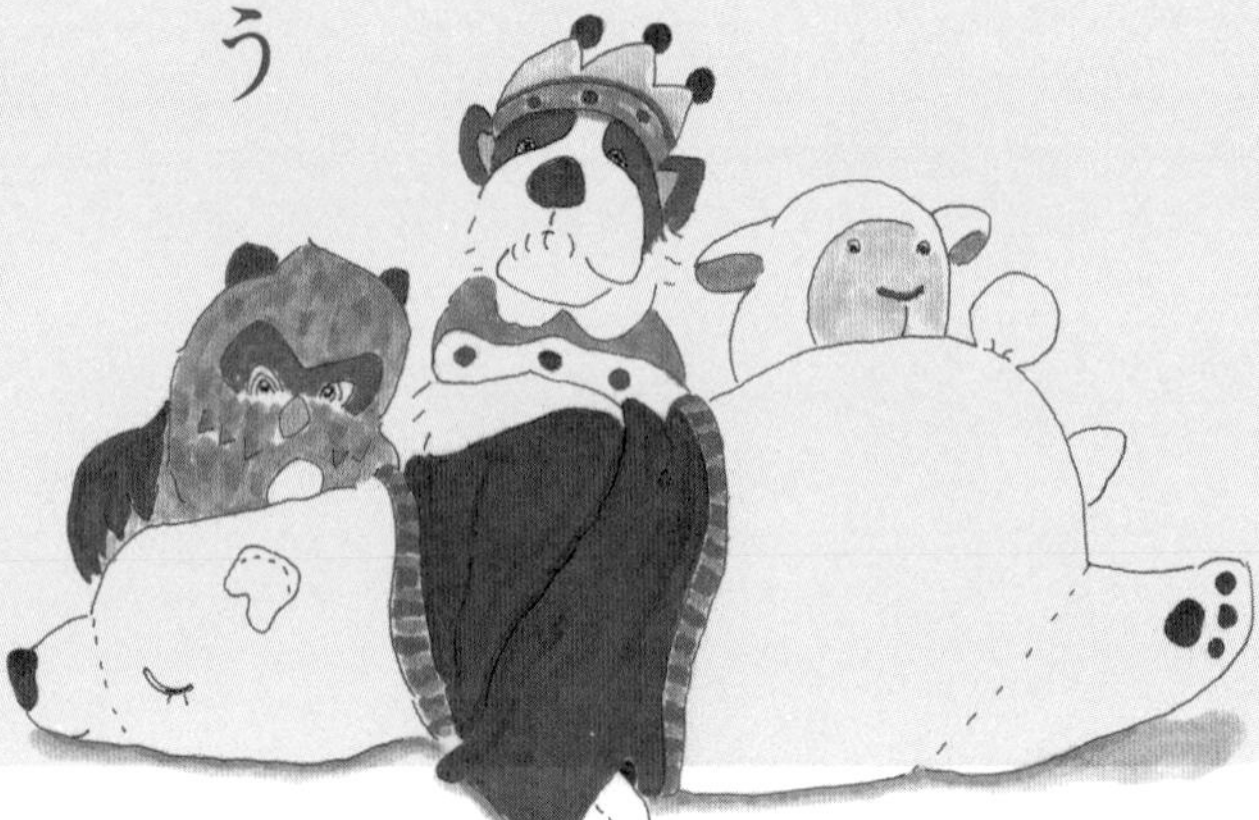

頭を下げて、小さく縮こまらないで

妊活は、スケジュール調整もひと苦労。排卵は待ってもくれないし、急いでもくれません。だからギリギリまで手術の予定が出ません。

「いつも誰かに頭を下げて、お願いして、恐縮している」。これが私の不妊治療に対するイメージです。

でもあるとき、クリニックの看護師長さんがこんな言葉をかけてくれました。

「そんなに思い詰めないで！　何とかなるって思っていれば何とかなるから」

「何とかならないときは一緒に考えましょう」

一見、無責任に聞こえる言葉です。でも私は開き直るきっかけになりました。

「同じ過ごさねばならない日々なら、恐縮して過ごす日々より、感謝する日々にしよう」と。こう考えるようになってから、協力者も増えて流れが良い方へ少しずつ変わっていきました。皆さんのまわりにも理解し協力してくれる人は必ずいると思います。「何とかなる」でひと呼吸してみて下さい。

がんばりすぎないコツ

男性はとてもデリケート。〝その気〟になれないなら雰囲気を変えてみる

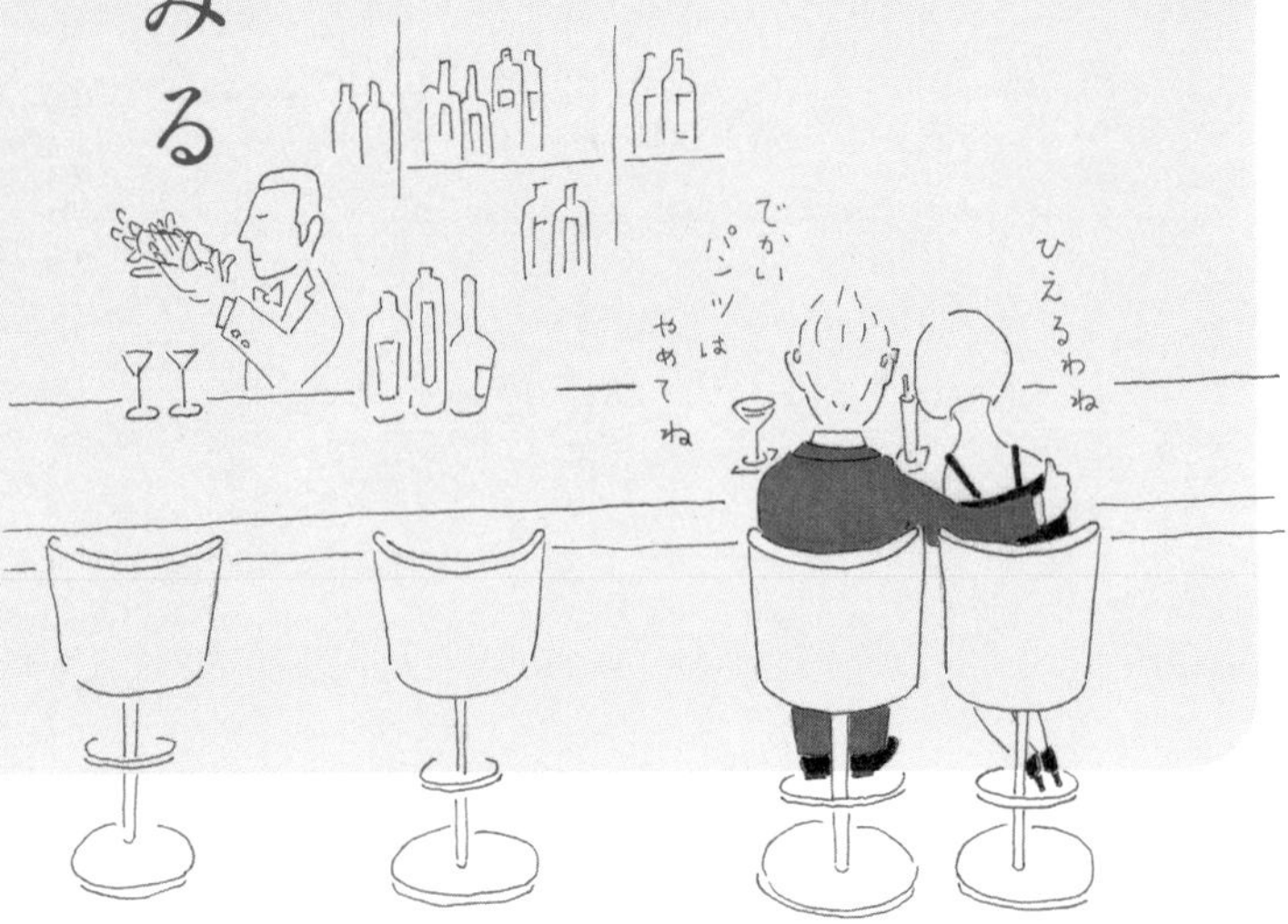

ときには恋人時代のような演出を

男性ってとてもデリケートなんですよね。「さあ、今から子づくりしましょう」って言っても、「その気」にはなれない。夫曰《いわ》く「長いこと一緒にいると感覚としては家族。奮い立たせることは、なかなか難しい」

ならば夫婦の空気を変えようと、ちょっといいホテルに泊まることに。ディナーを食べ、バーでお酒を飲み、恋人時代に戻ったような雰囲気を演出しました。

最近では、午後5時以降にチェックインすると安く泊まれるホテルもありますので、たまには贅沢するのもいいのではないでしょうか。これをきっかけに、タイミング法で授かった方を何人か知っています。

でも、これは皆さんのパートナーのお人柄をよく見て判断してくださいね。なぜなら、うちの夫は、ホテルに宿泊したことがプレッシャーで逆効果だったみたいです（笑）。「これだけお金かけといて、できなかったらどうしよう！」って。我が家は空回りしちゃいました！

妊活夫が語るページ

男性側にも、先の見えない不安がある

彼女が気を使って手配してくれたホテルの宿泊。エグゼクティブスイートって、けっこういい部屋でした。でもそれが、実は僕には焦りのタネに。

お金もかかるし、一泊二日という時間のしばりもある。「もう12時になってしまった!」という、刻々と時間が過ぎていく感じ。

あんまり口にはしないけれど、男性にも不安はあるんです。いつ着床するのだろう、この後いくらお金がかかるのだろう。授からなかったらどうしよう……。

しかも不妊の原因は自分にあるし、子供を授からなかったとき、夫婦の関係ははたして大丈夫なんだろうか。全部心配で、いたたまれなくなるし、生きた心地がしないという感覚と常に背中合わせな感じです。

でも、そういう経験があったからこそ、もう今や「なんでも笑えるぜ」みたいな心境でもいられます。最終的に今、子供を授かり平穏に暮らせているのも、この過程があったからこそ、かもしれないです。

できないことは、みっともないことじゃない

もちろん皆さんご存じの通り、セックスをするという目的に対して、焦りは何ひとつ役にはたちません。でも焦るなと言っても、焦らないでいられる訳でもないのです。

要は、焦る自分を「みっともない」とさらに追い詰める「裁き」が余計なのです。

どんなに立派な立場の人でも、みんな焦ってみっともないことを、山ほど経験しているのではないでしょうか。

場数を踏んで、慣れているだけ。想定外のことに遭遇すれば、あっという間にうろたえますよ、きっとね。

だからみっともなくない。みんな妊活なんて初めてだもの。

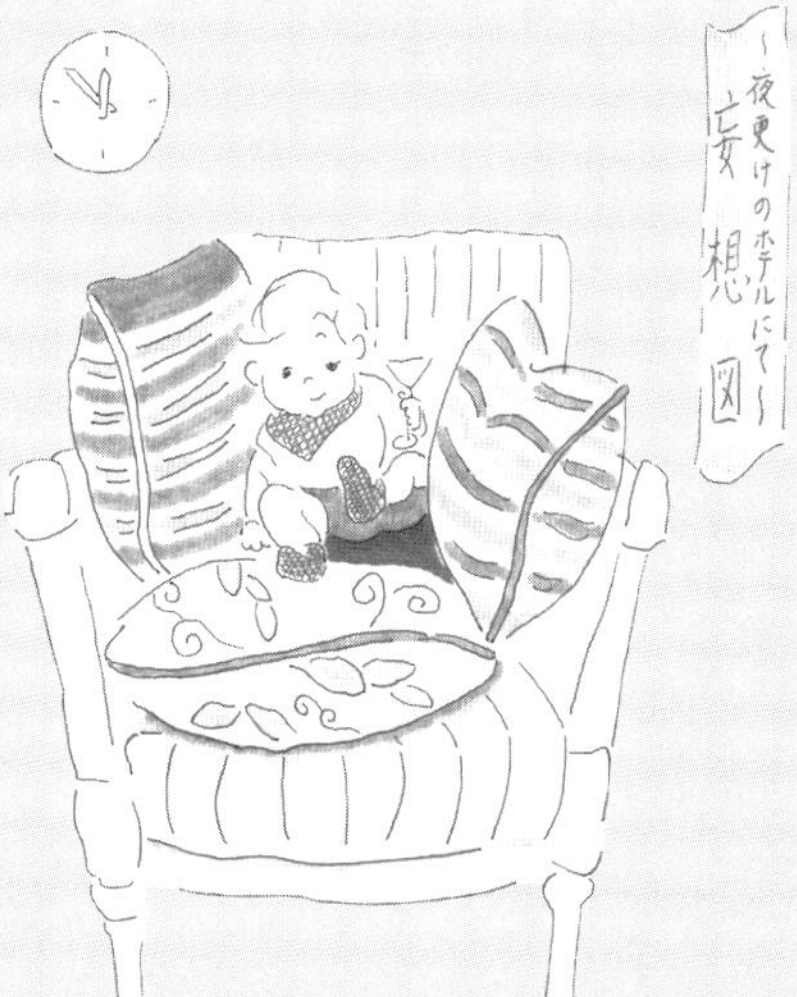

がんばりすぎないコツ

つらい体験が
新しい出会いに
つながった。
その出会いが
次へ進む勇気に

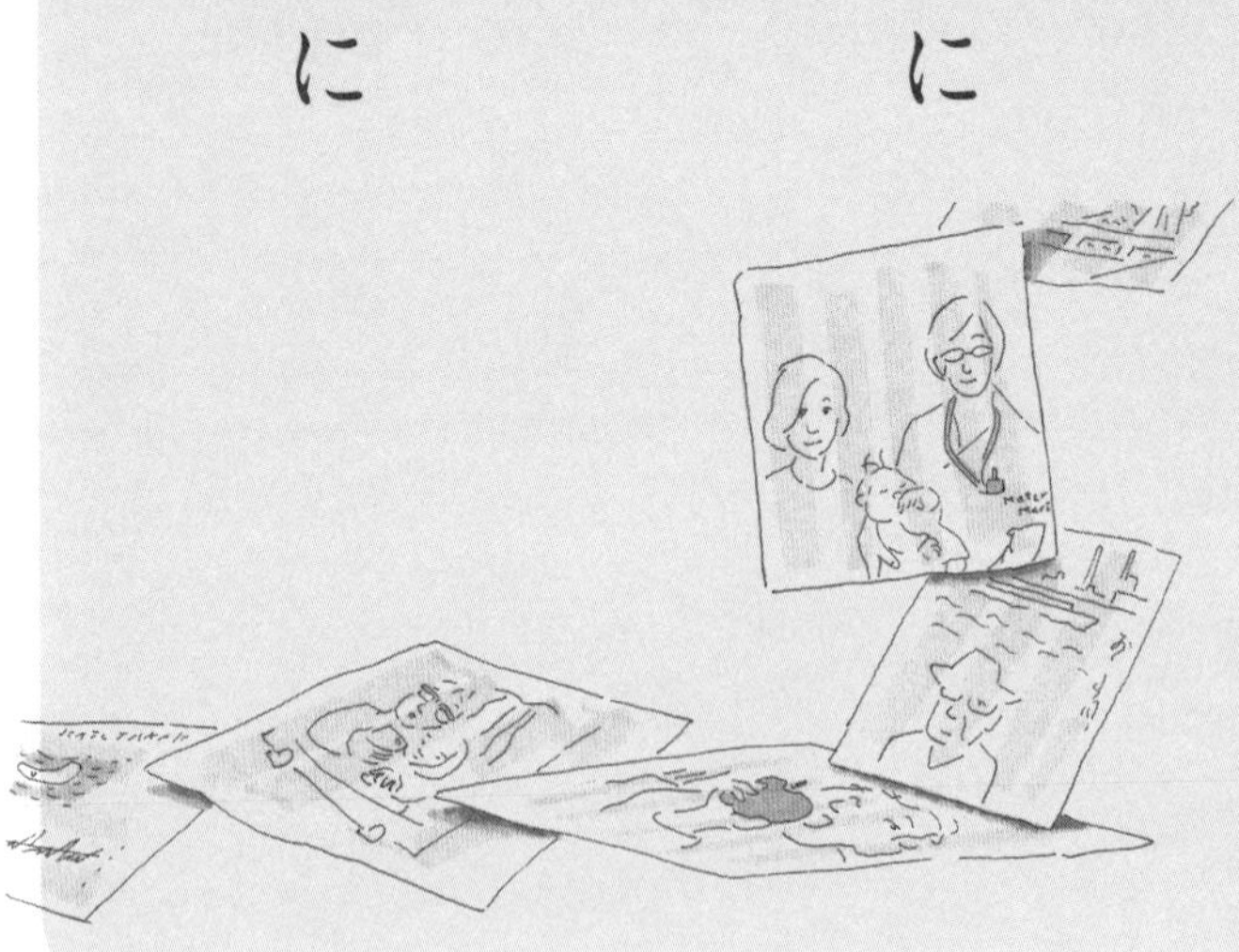

出会いが治療を続けるパワーをくれた

流産というのはとてもつらい体験です。でも、つらい体験がもたらしたこともありました。それは、様々な出会いです。まず1人は、国立成育医療研究センターの不育症の専門医である、三井真理先生との出会い。

三井先生とは、不育症の検査から、長男の分娩、そして次男も取り上げてくださるという長いお付き合いになりました。

そして流産後の掻爬《そうは》手術を処置してくださった、玉岡有告先生との出会い。玉岡先生は、3度の流産をした私に、「今は何を言われてもつらいと思いますが、僕が必ず加藤さんを妊娠できる身体に戻します」と私を勇気づけてくださいました。なぜ私が心が折れそうになっても不妊治療を続けることができたのか。それはすばらしい先生方との出会い。そしてブログでの、いろんな経験をされた方たちとの出会い。それらの出会いが私にエールを送ってくれて、次へ進む勇気となって背中を押してくれたからです。

がんばりすぎないコツ

心と身体が悲鳴をあげたら、思い切って〝妊休〟を取る

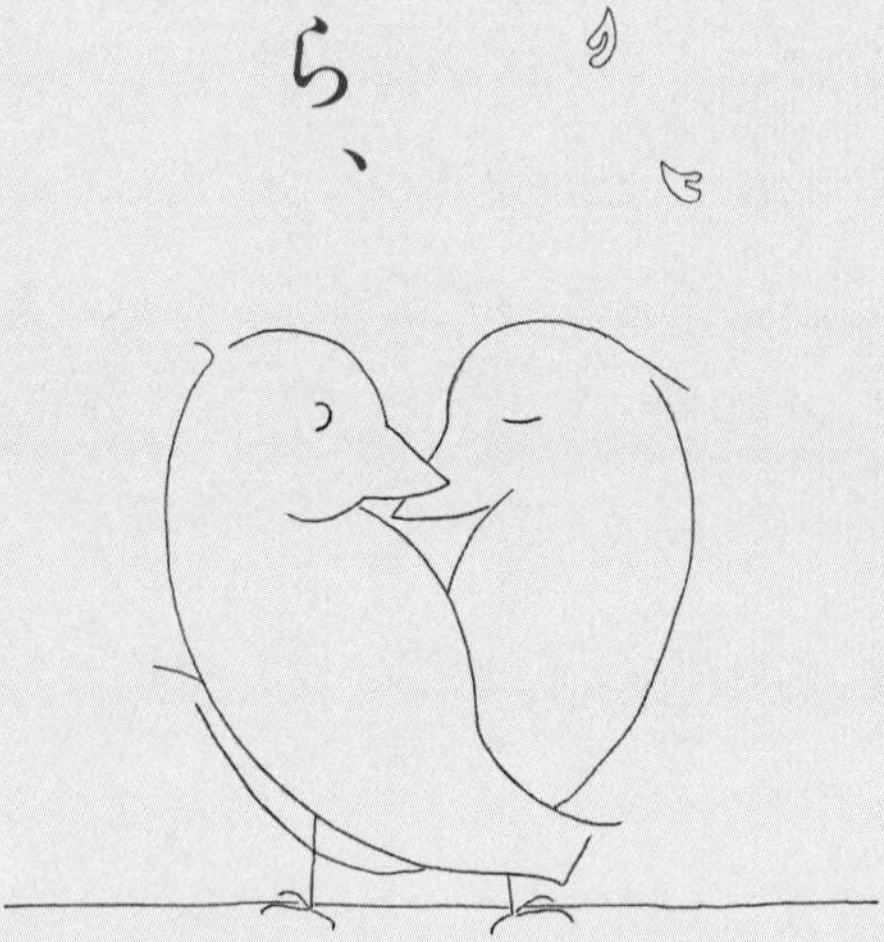

長期のお休みで長男を授かる

3度目の流産の手術をしたのは12月のこと。翌月には、インフルエンザにかかり、やっと治ったと思ったら、次はノロウイルスに感染してしまいました。心身ともにボロボロ。そんな私を見かねて、チーフマネージャーが声をかけてくれました。「休んでみたらどうですか。次の体外受精のチャレンジの結果が分かる5月まで。ちょうど今は、連続ドラマも入っていないですし」

その言葉に甘えて、5ヶ月ほど休みを取ることにしました。そしてその次の3月の体外受精で、長男・サクを授かったのです。

ストレスが身体に大きく影響する、ということを体感しました。世間には、産休や育休はありますが、〝妊休〟はまだないですよね。でもストレスのことを考えるなら、〝妊休〟を取るのもアリなんじゃないかなって私は思います。もちろん周囲との折り合いがつけば……。難しいことだと思いますが、私の場合は理解のある環境で幸いでした。

がんばりすぎないコツ

グルグル思考になったら不安を書き出し整理する。「自分で対処できること」「天にゆだねること」

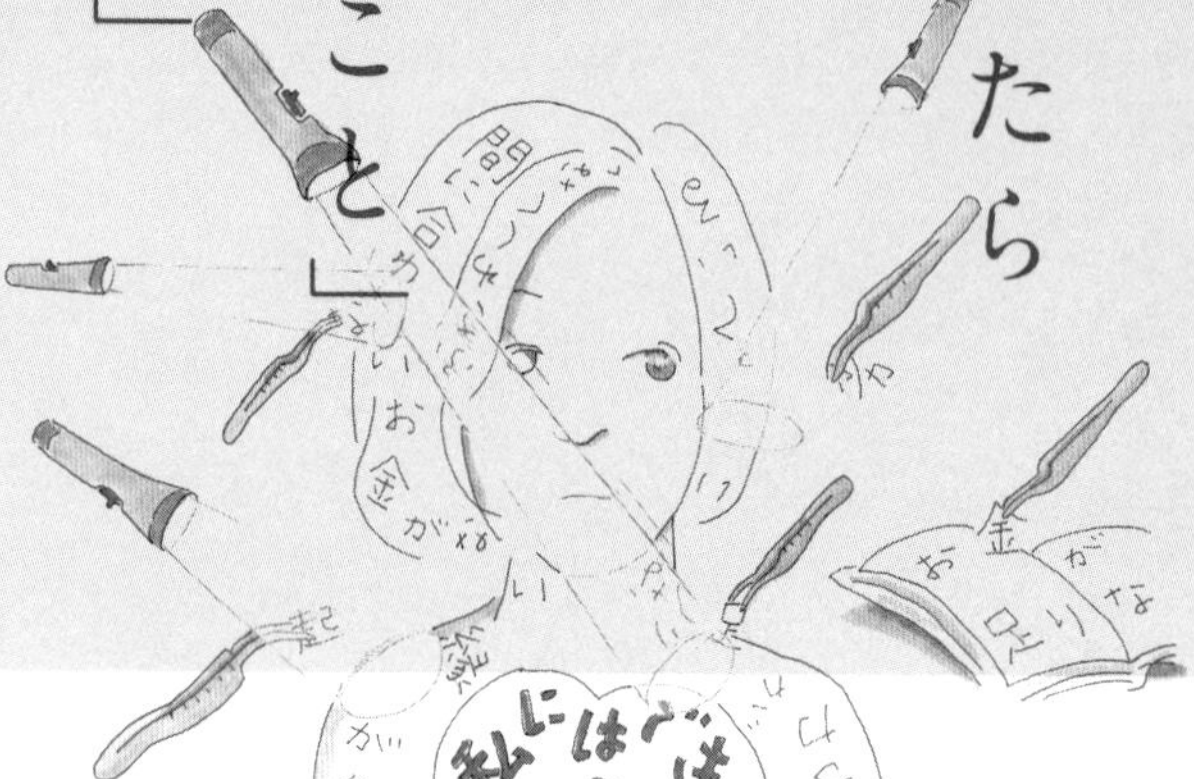

不安の正体をつかめばストレスも減る

ストレスは不妊の大敵。そう分かっていても、不安は常に頭の中をグルグルと回り続けます。つらさや悲しみを外に出して、夫にやつあたりさせてもらっても釈然としないことも。そこで私は、不安をふたつに分けてみました。

「自分で対処できること」「天にゆだねること」

不安や心配事や罪悪感は、放っておくと心の底に「澱《おり》」としてたまっていきますから、自分が思っていることをまずひと通り書き出し、そしてこのふたつに分類します。

不安のタネを分類したところで、解決に直結するわけではありません。

でも、自分の努力ではどうにもならないこともあります。それを書き出して、分けてみることで、私は取り乱しながらも、次第に平静を保てました。それがストレスの軽減となり、結果、妊娠に良い影響があったのではないかと思います。不安を整理することで、その正体をできるだけとらえるようにしました。

がんばりすぎないコツ

月光浴で
パワーをもらい、
ラブラドライトで
気持ちを浄化

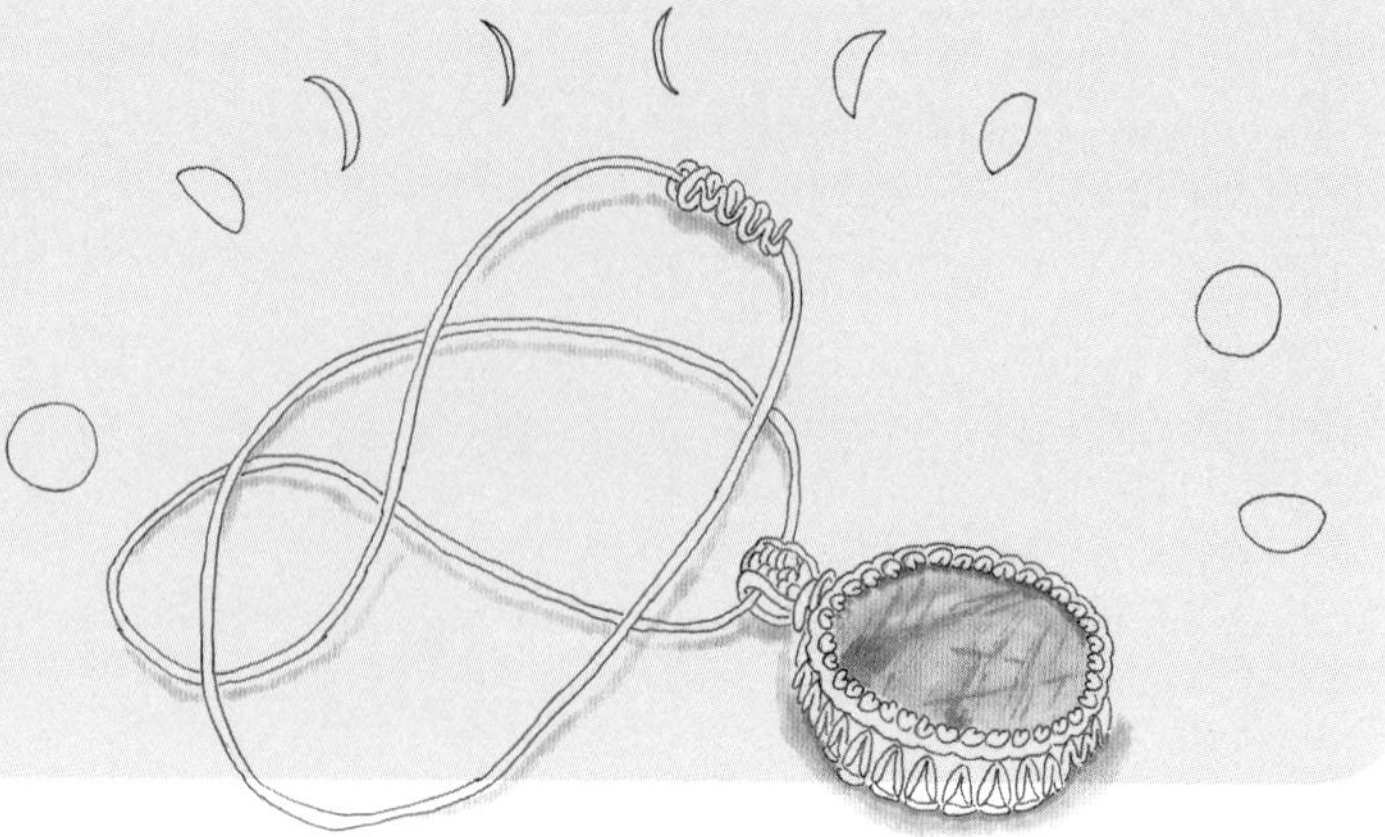

月にまつわる石がお守りがわりに

中秋の名月で初めて自分のために泣けたように、私はお月さまからパワーをもらっている気がします。「願いをかなえてくれる」という新月には、もちろん妊娠できるよう、お願いをしました。また満月のときは、ラブラドライトのペンダントを身につけて月光浴をして、パワーをチャージしています。

ラブラドライトは、「太陽と月」を象徴する石だと言われています。この石とは、パワーストーン専門でアクセサリーを製作している友人のきょんまちゃんの作品展で出会いました。石を手に取ったとたん、なぜか涙が溢れてきて、自分の心の澱が流れ出ていくような気持ちになりました。強烈な出会いでした。

毎日身につけていたい。そんな要望にきょんまちゃんが応えてくれて、金属アレルギーの私のために丁寧に糸を編んで、ネックレスをつくってくれました。そしてこのペンダントを身につけてまもなく、2人目の子供を授かりました。

彼女は「レタントン自由が丘 ラピス」というお店を営んでいます。

がんばりすぎないコツ

「すがる」のではなく「受け入れる」。授かりグッズはみんなからの愛

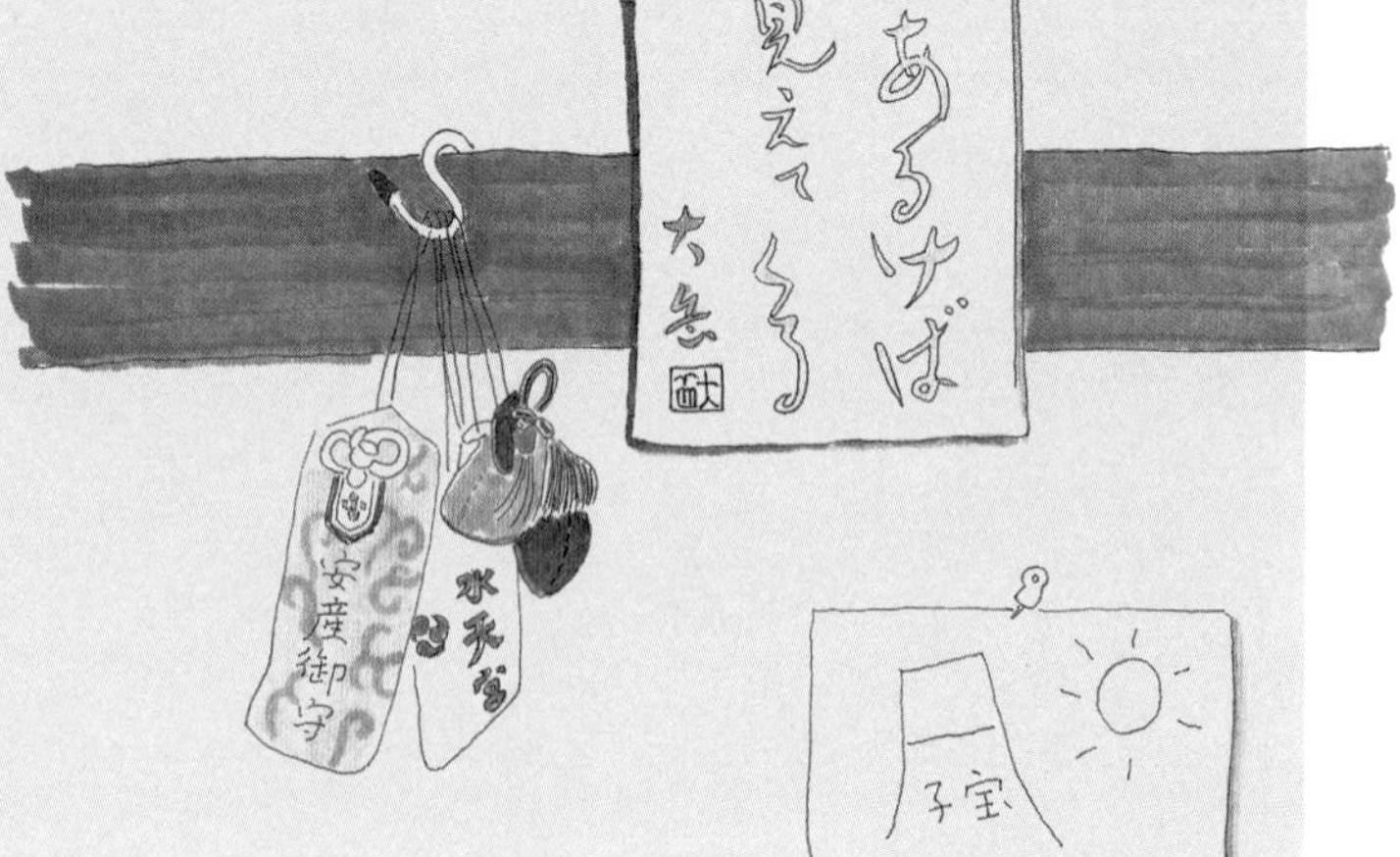

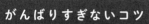

みんなの愛情であり心強い存在

新月に願いを込めたり、ラブラドライトを身につけたり。妊活中は、げん担ぎをしたり、まわりからも授かりグッズをいただく機会が増えます。

でも、そんなお守りを見るのも苦しかったときがありました。「授からない」自分には、お守りがプレッシャーになっていたのです。それが「妊娠20ヶ月」を合い言葉にしてからは、授かりグッズを見るのが楽しくなってきたんです。

「妊活は命を育む期間」と〝受け入れる〟ことができてから、グッズに「すがる」ことがなくなったんです。そして、いただいた授かりグッズを「みんなからの愛だ」って、ありがたく思えるようになり、みんなが私の妊娠を願ってくれていると心強く思えました。

授かりグッズをもらうと、その期待に応えたいって思いますよね。でも子供は、みんなの期待に応えるためではなく、〝私が欲しい〟から。この目的を見据えてから、プレッシャーに感じることがなくなっていきました。

がんばりすぎないコツ

リンゴの木から勇気と元気をもらう。〝実り〟あるものに触れて元気をチャージ

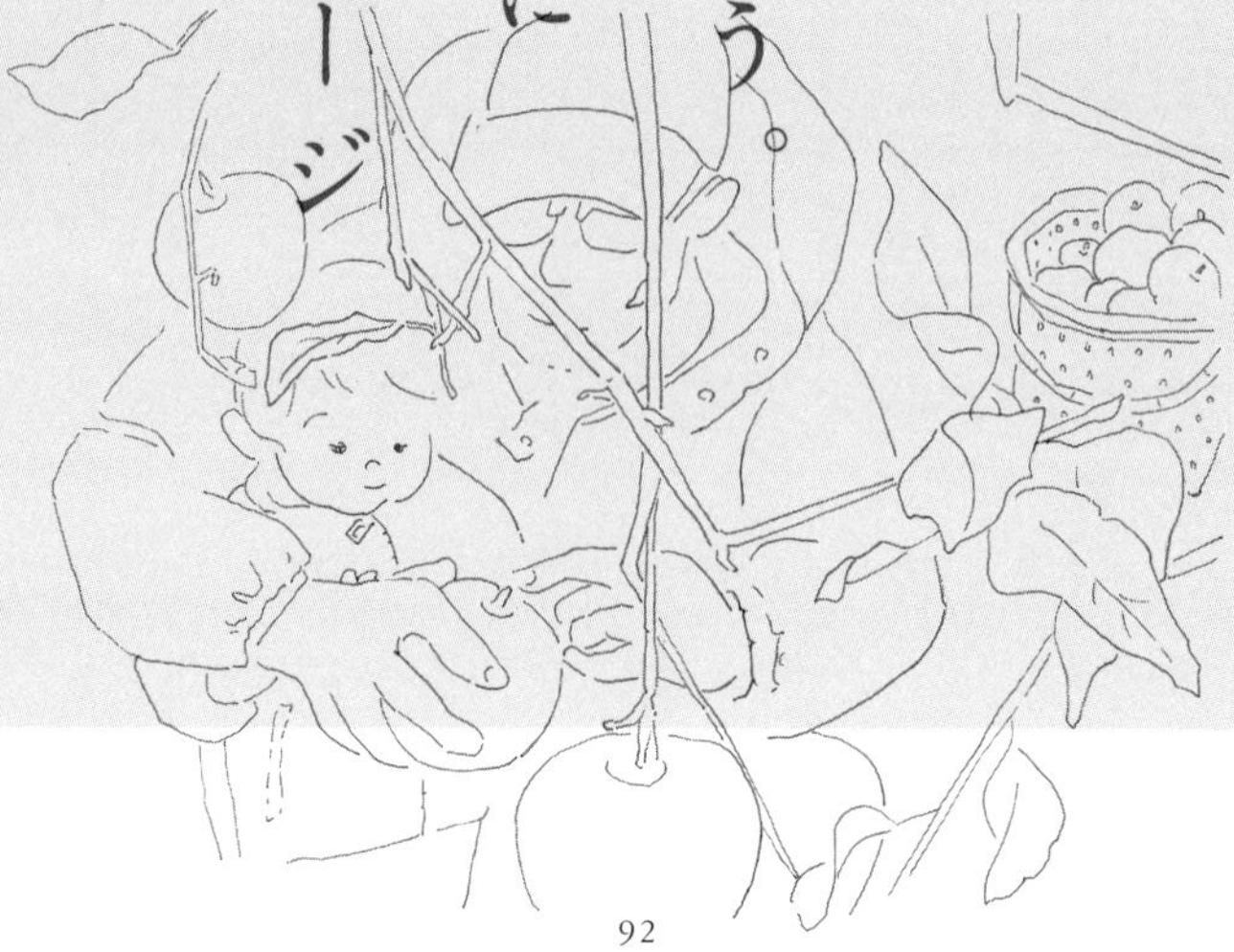

夢だった子供との収穫が現実に

妊活開始と同時期に、本格的に家庭菜園を始めました。そして流産を繰り返し「私には育てる力がないのではないか」、そう自分をとがめていたときに出会ったのが、菅平高原の「リンゴの木のオーナー」。少しでも〝実り〟あるものに触れたくて、リンゴの木のオーナーになりました。

きっかけは妊娠中にペンション「自然回帰線」に宿泊したこと。そのときおなかにいた赤ちゃんは、残念ながら産まれてきませんでした。ですが、たくさんの勇気と元気をいただきました。ペンションへの感謝と、温かいおもてなしに触れたくて、翌年からリンゴの木のオーナーに参加することに。

初めてオーナーになったその年、赤ちゃんを授かり、サクはリンゴが実った11月に産まれました。今でもオーナーは続けています。当時は2人の子供に恵まれるなんて夢のまた夢でした。子供たちとリンゴの収穫をする。そんな夢が現実となって、リンゴの木に改めて幸せのお礼を伝えました。

がんばりすぎないコツ

つらいときは、家族の前で泣いてもいい。家族が受け止めてくれる

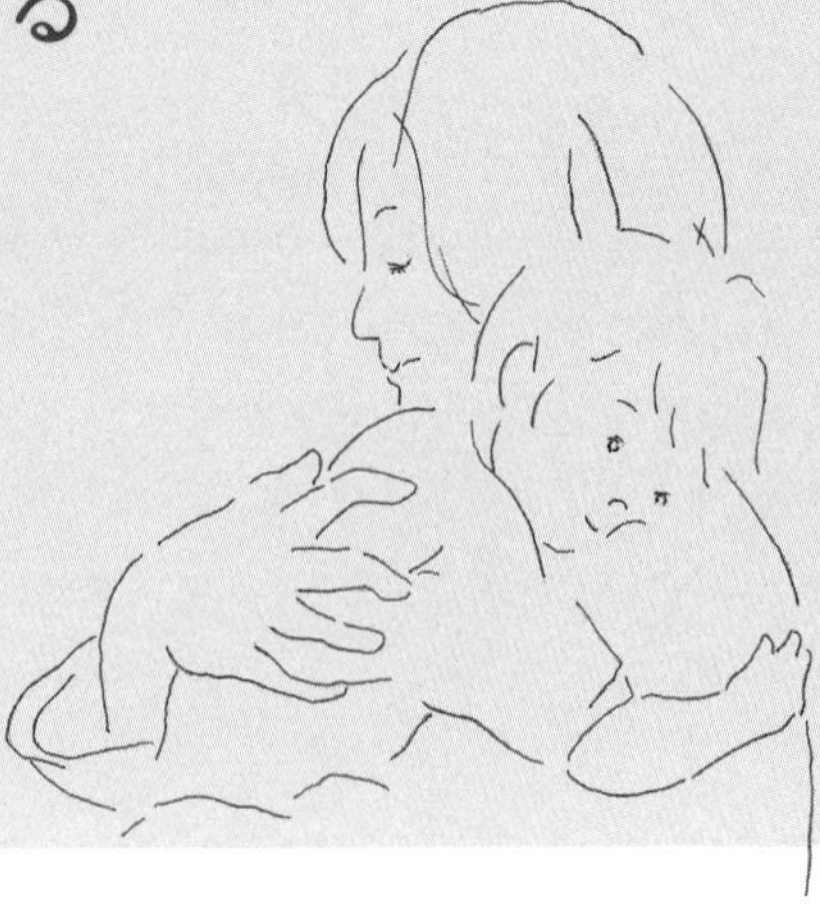

我慢するより泣いて助けてもらおう

2人目不妊の治療を開始するも、着床しないことが続き、ガッツリと落ち込んでしまうこともありました。気を抜くと思わず涙がこぼれてしまうくらい。体重を増やし、万全な体制で臨んだはずの体外受精。それがダメだったとき、子供の前で泣いてしまったんです。

そんなとき、サクが「アンパンマンたいそう」のDVDを流してくれました。「もし自信をなくして くじけそうになったら いいことだけ いいことだけ 思いだせ♪」

心にしみる、この部分を何度も夫に頼んで、巻き戻しさせて。私が一緒に歌い出すまで、繰り返し聴かせるんです。

当時はまだ1歳8ヶ月。小さいなりに私の悲しみを理解して、私をはげましてくれました。これ以外にも、何度もサクになぐさめられました。つらいとき、家族に心のままを認めてもらい、子供を前にしても泣いて助けられました。

がんばりすぎないコツ

「私ばっかり」をぶつけるより、感謝を伝え始めて、また歯車が廻り出した

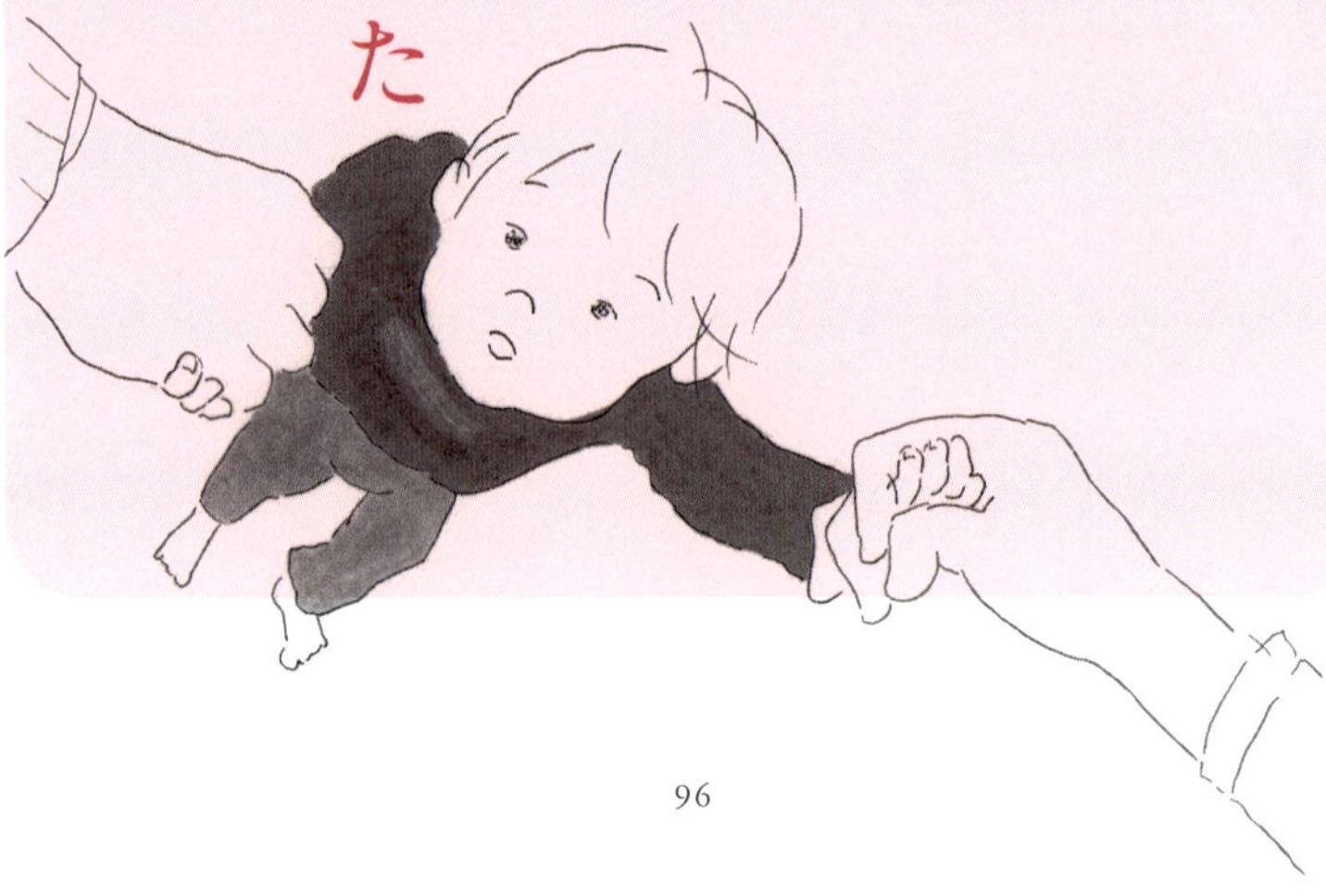

「いつもいつも、ありがとう」と伝える

夫に対して「私ばっかり大変なことに追われて、通院にも時間をとられて」。「私ばっかり」の思いが強くて、子供の前でケンカをしたときもありました。

子供が産まれてからは、夫は家事に比較的協力的だったんです。でも、やることが多くて、やってくれたことに対しては、「ああ、やってくれたんだ」くらいの気持ちでスルー。そうなると、「ありがとう」の気持ちが薄らいできて、「これぐらいやってよ」って思う気持ちがエスカレートしてくるんです。その思いがたまってバクハツしたとき、サクが私と夫の手を取り言ったのです。

「トト、いつもいつも、ありがとう！」。これを3回も。

確かに、最近は夫に「ありがとう」の感謝よりも、「もっともっと」や「言われなくてもやって！」ばかり投げかけて、「ありがとう」って言っていませんでした。「ありがとう」と感謝の気持ちを伝えると、夫も協力してくれます。心に余裕がないと、つい口に出すことを忘れてしまいますよね。

根拠のない「大丈夫」が気持ちを落ち着かせる

僕は妻が不安を抱えているとき、「大丈夫」って声を掛けます。何か根拠があるわけではありません。でも、単なる気休めというわけでもないんです。

これは僕の持論ですが、人生で起こる出来事や、目の前に現れる人々は、すべて「ひとつながり」になっていると思っています。

例えば、1人で誰とも関わらずに生きている人はいません。同じように「他」と切り離された「単独」の出来事など存在しません。

しかも、今、着地した「着地点」は、そのまま新たな出来事の「出発点」でもあります。さらには、次に起こることの「原因」ともなります。

人生で遭遇するものごとは、果てしなくループして延々と生じては滅し続けているものだと思います。

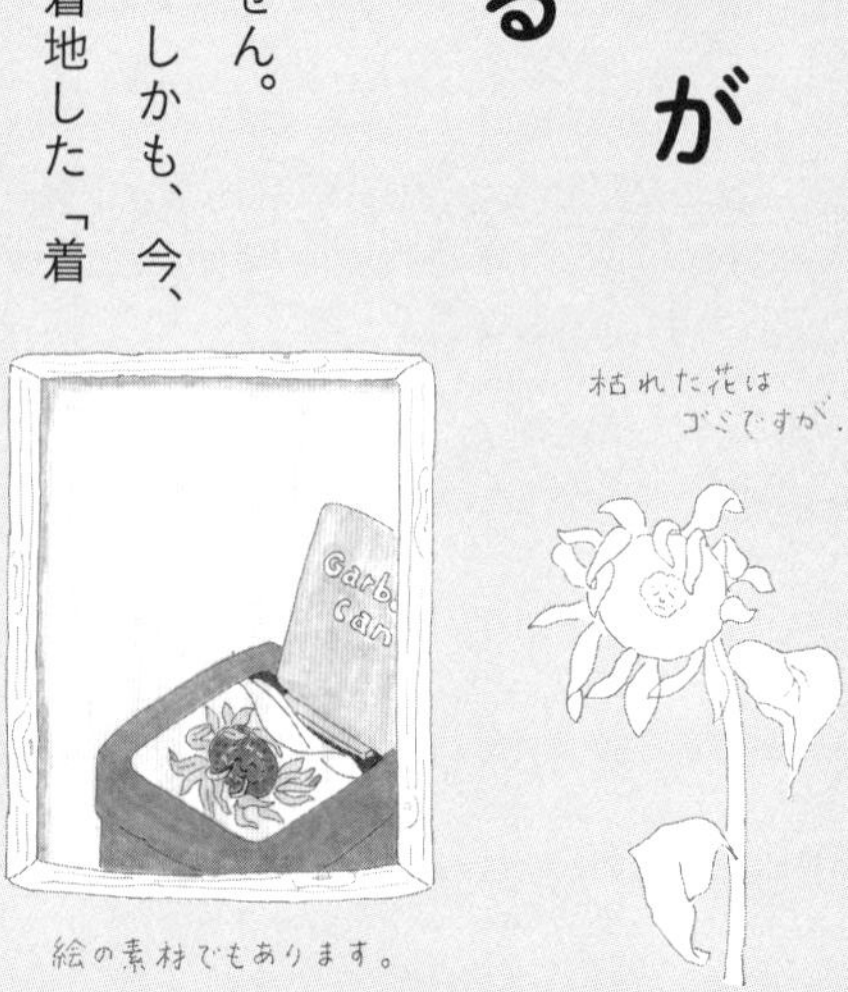
枯れた花は
ゴミですが...
Garb.
can
絵の素材でもあります。

だから目の前に起こっていることを、「良いこと」「悪いこと」と決めつけることはできません。どの時点でもそれが〝結論〟とはなりえないからです。代わりに「大丈夫」と流れに身を任せるよう促します。

起こるすべて、幸せも悲しみも、ひとつながり

「まずい」ことが起きたときは、「まずい」ともがいて溺れて、深みにはまるよりも、「大丈夫」って身体の力を抜いた方が、水面にポッカリと浮かぶ。身を任せた方がスムーズに次の局面に移れます。

こんな考えから、妻が混乱しているときは、「大丈夫」と声を掛けるのが僕の役割だと考えています。

彼女が僕の「大丈夫」を、より頼りにしてくれるようになったのは、3度目の稽留流産の後。本当に憔悴《しょうすい》しきっていて、僕にできることは、やっぱり「大丈夫」をいうだけ。

彼女はつらくて、立っているだけでも精一杯の様子。少しでも客観視できるように、2人の今の姿を写真に撮ろうと伝えました。

「大丈夫。この写真をいつか見たときに、そんなふうに言っていたときがあったねと思える日がくるから大丈夫」

そう言って妻を手術へと見送りました。

心を〇にする魔法のフレーズ

言いにくいことを、よく伝えてくれたね

アンが産まれて、サクに寂しい思いをさせないように夫と協力しています。私がアンに関わっているときは、夫がサクを抱っこします。サクはアンのことをかわいがってくれますが、やっぱりちょっとやきもちを妬いていたみたい。

あるとき、「明日プラレールを見に行こうよ。アンくんを置いて」って言いだしたんです。それを聞いて夫は、「言いにくいことをよく伝えてくれたね。トトとカカと3人で行きたいんだね」って、サクを褒めたんです。

私は「サクくん、なんでそんな寂しいこと言うの？」と思っていたので、思いもよらない方向からの〝褒め〟があまりにも目からウロコで。

それから夫は、「でもそうすると、アンくんは1人でお留守番になっちゃうね、どうしようか」って、問いかけてサクの気持ちをなだめていました。

すぐに否定はしないで、気持ちを受け止め寄り添ってくれる。妊活経験後は、そんな主人の発言に助けられる場面がいっぱいあります。

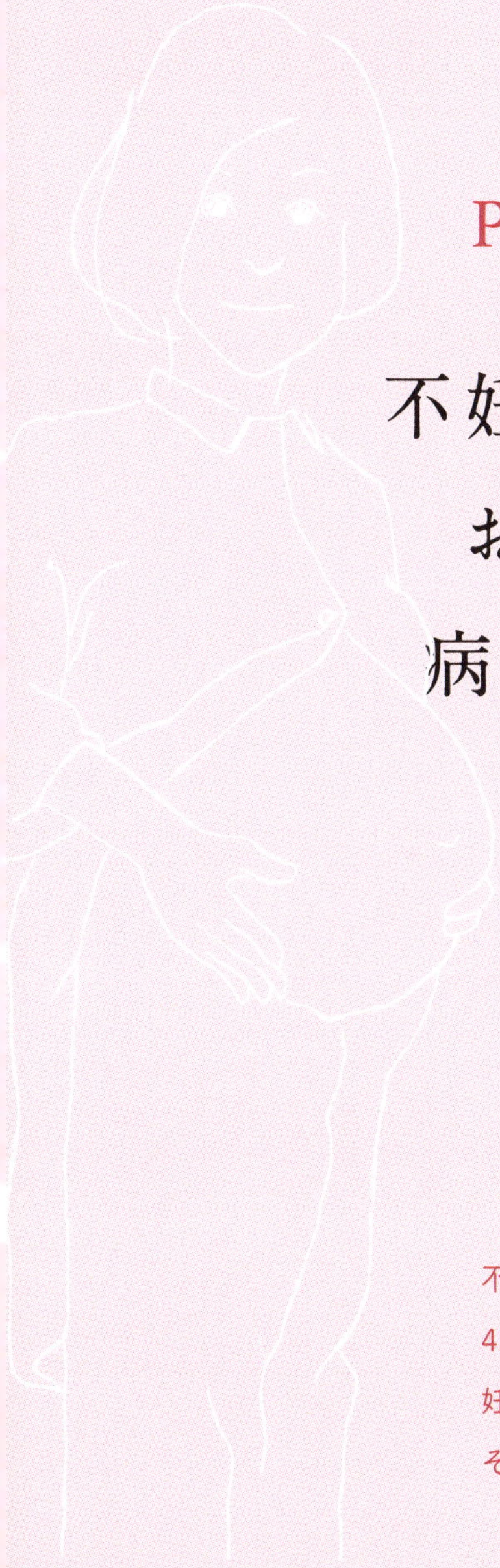

Part 2

不妊治療とお金と病院選び

不妊治療は時間とお金との戦い。
42歳と超高齢からスタートした
妊活でどのような治療をしたのか。
そしてドクターとの関係は……？

口コミは人の基準。リサーチはほどほどに

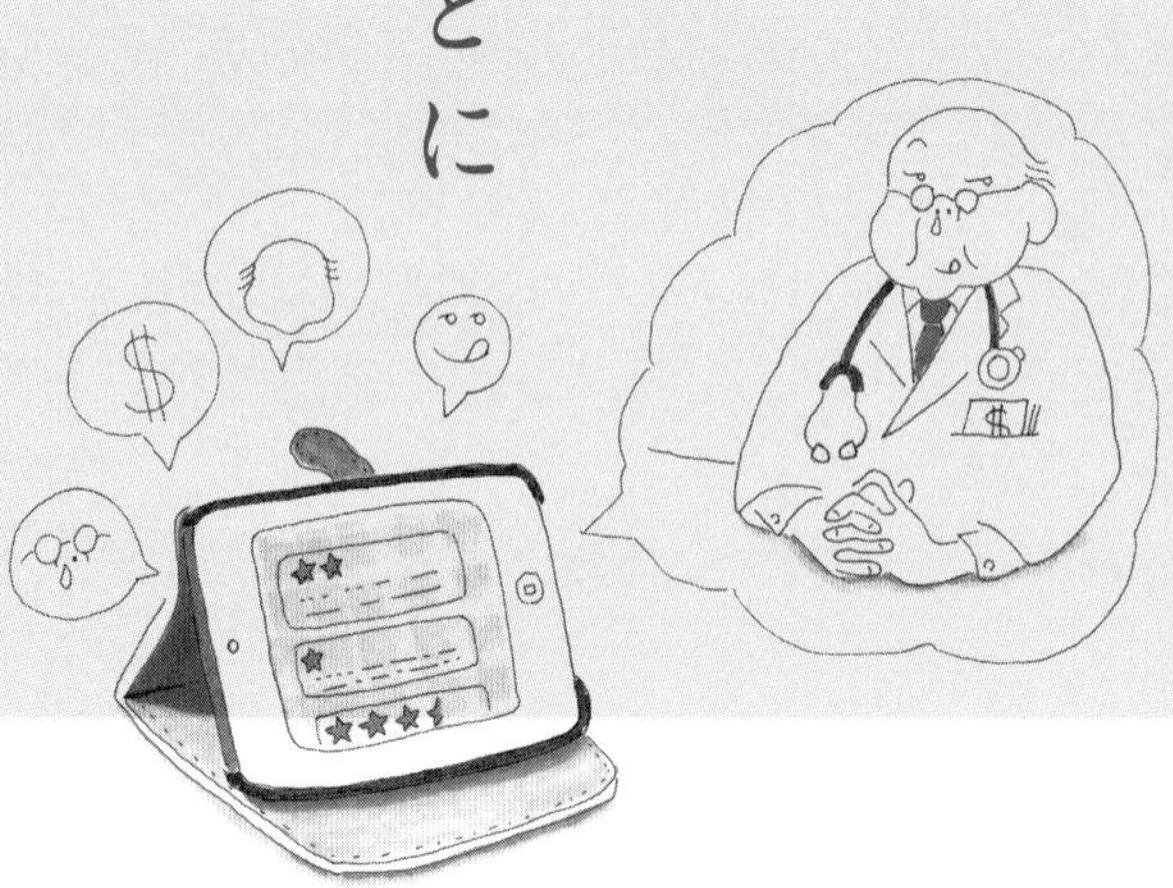

病院探しは、自分の感覚に寄り添う

体力があればいつでも産める。ノンキに構えていた私に転機を与えてくれたのは、堤幸彦監督。知人の、不妊治療専門医「ウィメンズクリニック神野」の神野正雄先生を紹介してくださいました。それまで不妊治療というものがある、とは知っていたものの、自分が治療対象になるとは思ってもいませんでした。

早速問い合わせをしたところ、まず年齢を聞かれました。「42歳です」と答えると「今週来られる日はありますか？　できるだけ早くいらしてください」との返事。そこで初めて、自分がマズイ状況にいることに気づきました。

クリニックへ行く道すがら、夫とネットで病院の評判を見たところ……。

「ドクターは一方的にまくしたてる」「いきなりDNAレベルでの高額な検査をさせられる」「昭和のオヤジ感」「体外受精しか勧めない」などなど。ひどい評判の数々に、「大丈夫かな……」と不安になりながら行きました。

高齢妊活のメリット
歯に衣着せぬ
ドクターであっても
ものおじせずに
話せる（笑）

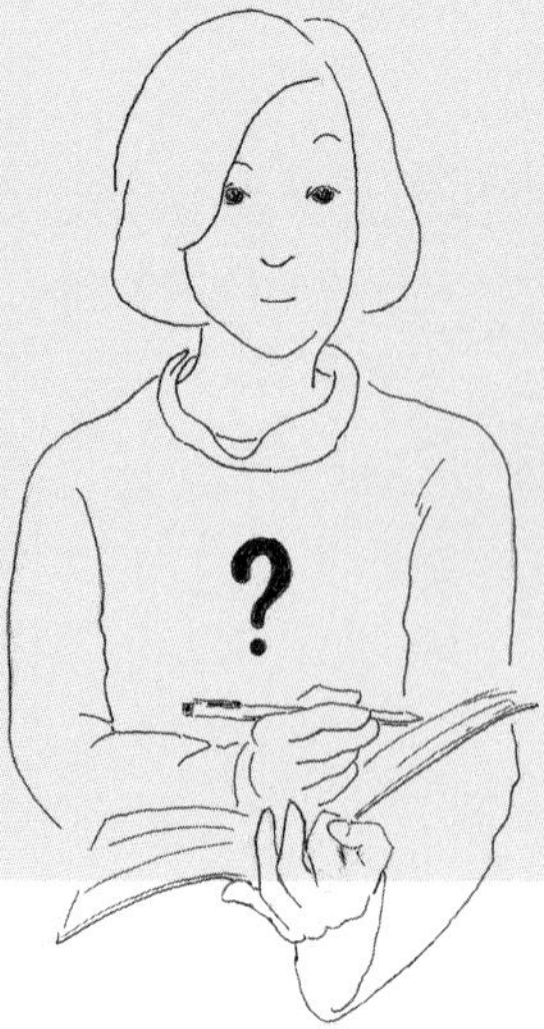

言葉じりに動揺しないで治療に専念！

「精子が悪いね」。夫を前に検査結果を見ながら、神野先生は単刀直入に原因を口にしました。ともするとキツイ言い方です。

「ウィメンズクリニック神野」の神野正雄先生は、体外受精の黎明《れいめい》期から生殖医療に関わってきた人物。どんな患者さんにも応える知識と技術を持っています。そんな先生をひと言で言えば、「熱意」と「愛」に溢れたドクターです。

先生のはっきりとしたもの言いは、合う人合わない人がいるでしょう。でも先生は、必ず解決方法を提示してくれます。

高齢妊活でもメリットと思えるのは、いろんな経験をしてきたので、神野先生のような迫力のあるドクターを前にしても、ものおじせずに「なぜ？」「どうして？」の疑問をとことんぶつけられることです。そして神野先生は、食い下がる私に、とことん応えてくれました。もし私が若いうちに先生に出会っていたなら、萎縮していたかもしれません（笑）。

病院との付き合い方

健康な身体とともに自然妊娠の可能性も開ける！治療は生活改善とセット

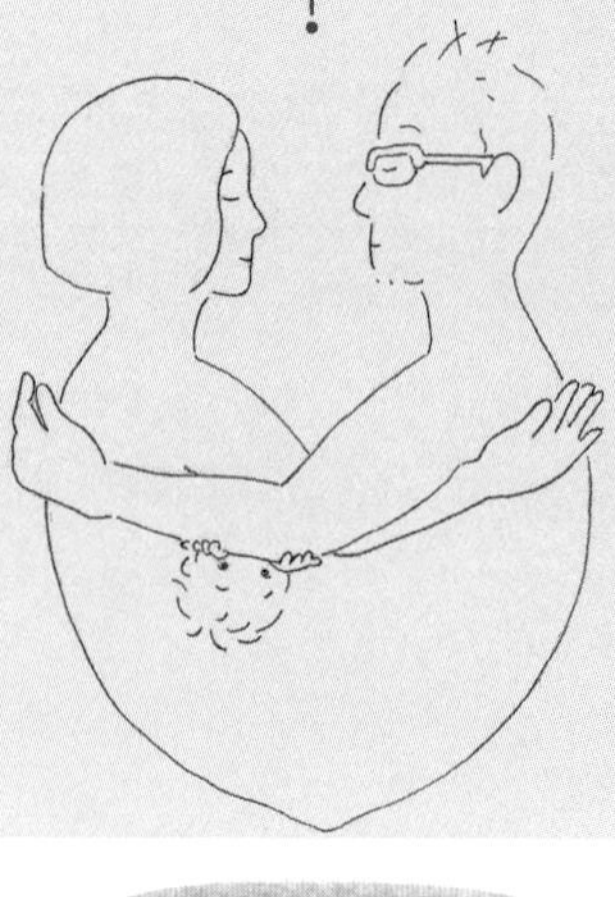

お手数ですが
切手を
お貼りください

郵便はがき

150-8482

東京都渋谷区恵比寿4-4-9
えびす大黒ビル
ワニブックス 書籍編集部

お買い求めいただいた本のタイトル

本書をお買い上げいただきまして、誠にありがとうございます。
本アンケートにお答えいただけたら幸いです。
ご返信いただいた方の中から、
抽選で毎月5名様に図書カード（1000円分）をプレゼントします。

ご住所 〒

TEL（ - - ）

（ふりがな）
お名前

ご職業

年齢 歳

性別 男・女

いただいたご感想を、新聞広告などに匿名で
使用してもよろしいですか？ （はい・いいえ）

※ご記入いただいた「個人情報」は、許可なく他の目的で使用することはありません。
※いただいたご感想は、一部内容を改変させていただく可能性があります。

●この本をどこでお知りになりましたか?(複数回答可)

1. 書店で実物を見て　　2. 知人にすすめられて
3. テレビで観た(番組名:　　)
4. ラジオで聴いた(番組名:　　)
5. 新聞・雑誌の書評や記事(紙・誌名:　　)
6. インターネットで(具体的に:　　)
7. 新聞広告(　　新聞)　　8. その他(　　)

●購入された動機は何ですか?(複数回答可)

1. タイトルにひかれた　　2. テーマに興味をもった
3. 装丁・デザインにひかれた　　4. 広告や書評にひかれた
5. その他(　　)

●この本で特に良かったページはありますか?

[　　]

●最近気になる人や話題はありますか?

[　　]

●この本についてのご意見・ご感想をお書きください。

[　　]

以上となります。ご協力ありがとうございました。

効果を高めるには生活も見直し

精子の状態が悪く、自然妊娠はまず無理と診断された私たち。そこで顕微授精をすることに。神野先生の治療方針は、「健康な身体とともに妊娠の可能性も高まる。私たちはほんの少し手を貸すだけ」というもの。

排卵誘発剤を打ったり、採卵をしたりは当然行われるものの、生活習慣の改善にも重きを置かれました。先生によると、糖尿病・高血圧などの生活習慣病、そのきざしが見られる身体は妊娠しづらいそうです。なぜなら、生物は自分の命をまず優先する特性があるからだそうです。命の危険性が取り除かれてから、やっと生殖活動へエネルギーを向けられる。

ですから私たちもまず、健康な身体を取り戻すべく、運動やバランスの取れた食事などの生活改善を指導されました。同時に、妊娠しやすい身体づくりのために、夫婦生活も定期的に持つように言われたのです。

高齢妊活は体力的にハード。思わぬ障害が隠れていることも

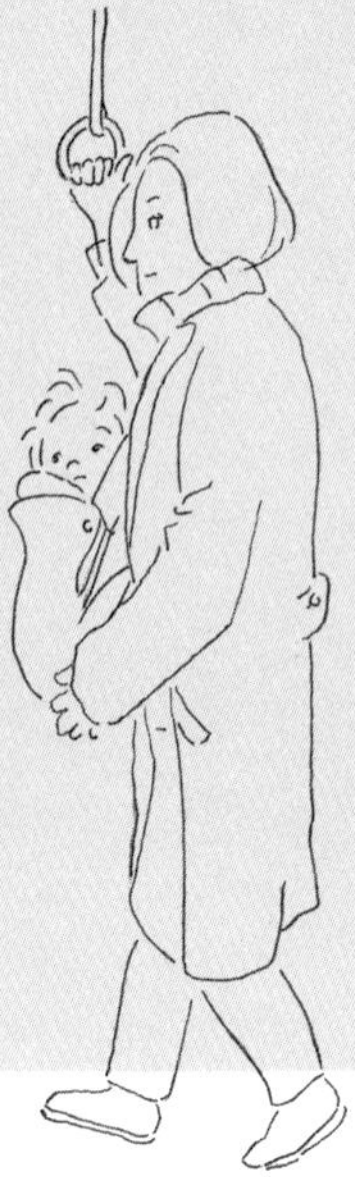

注射のために、かたっぱしから電話

46歳の妊活は、体力的にとてもハードでした。顕微授精と体外受精の際は、手術前後の1ヶ月間ほど、毎日通院してホルモン注射を打たなくてはなりません。この通院がかなり大変です。加えて私の場合、ドラマのロケ現場が遠方で日変わり、なんてこともあり、そうなるとクリニックへ通うことができず、治療の継続が不可能になってしまいます。

だからロケ場所から近い不妊治療を行っているクリニックに、かたっぱしから電話をして、注射を代理で打ってもらえるか聞きました。でも、問い合わせた不妊専門のクリニックは、すべて門前払いでした。

一方、快く引き受けてくれたのは、不妊治療とは関係ない産婦人科と、私たち家族が日ごろお世話になっている内科。それだけでした。

新生児の20人に1人が高度生殖補助医療で生まれている今、私以外にも困っている不妊患者はいるはずです。私のような苦労が減ることを願います。

妊活費用の考え方

どこにお金を使うかは、人それぞれ。私は、子供が欲しくてローンを組みました

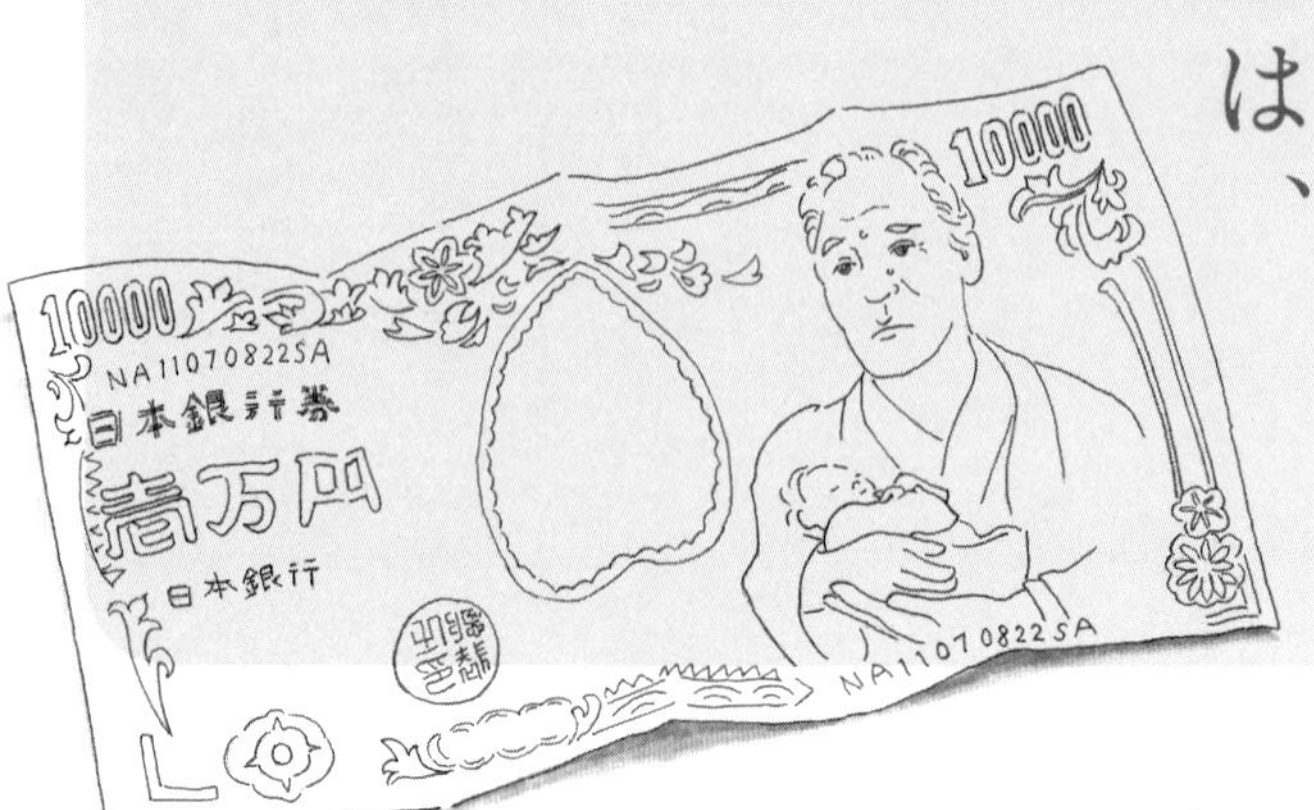

後悔のないように腹をくくる

妊活は体力も時間も使いますが、お金も費やします。検査・顕微授精・胚移植・凍結……などなど。1回の治療で100万円くらいが吹っ飛ぶことも。役者という職業から、うちは裕福と勘違いされますが、まったく逆です（笑）。実のところ、2人目の妊活の費用は、今までコツコツと貯めてきた貯金でも足りず、親から借金したくらい。

私は、どこにお金を使うかは、人によっていろいろだと思うのです。車が好きな人は車に。住まいにこだわりたい人は住宅に。それと同じように私は、子供が欲しくてローンを組みました。

今、厚生労働省や各自治体では不妊治療費を一部助成しています。でも年齢や所得の制限、それに医療機関の指定があるなど、決して使いやすいとは言えません。子供は生まれた後もお金はかかるので、借金してまで妊活することの是非はあるでしょう。でも、私はそこまでして欲しかったのです。

精子の状態が悪化しても焦らない。半年後を目標に地道に生活改善

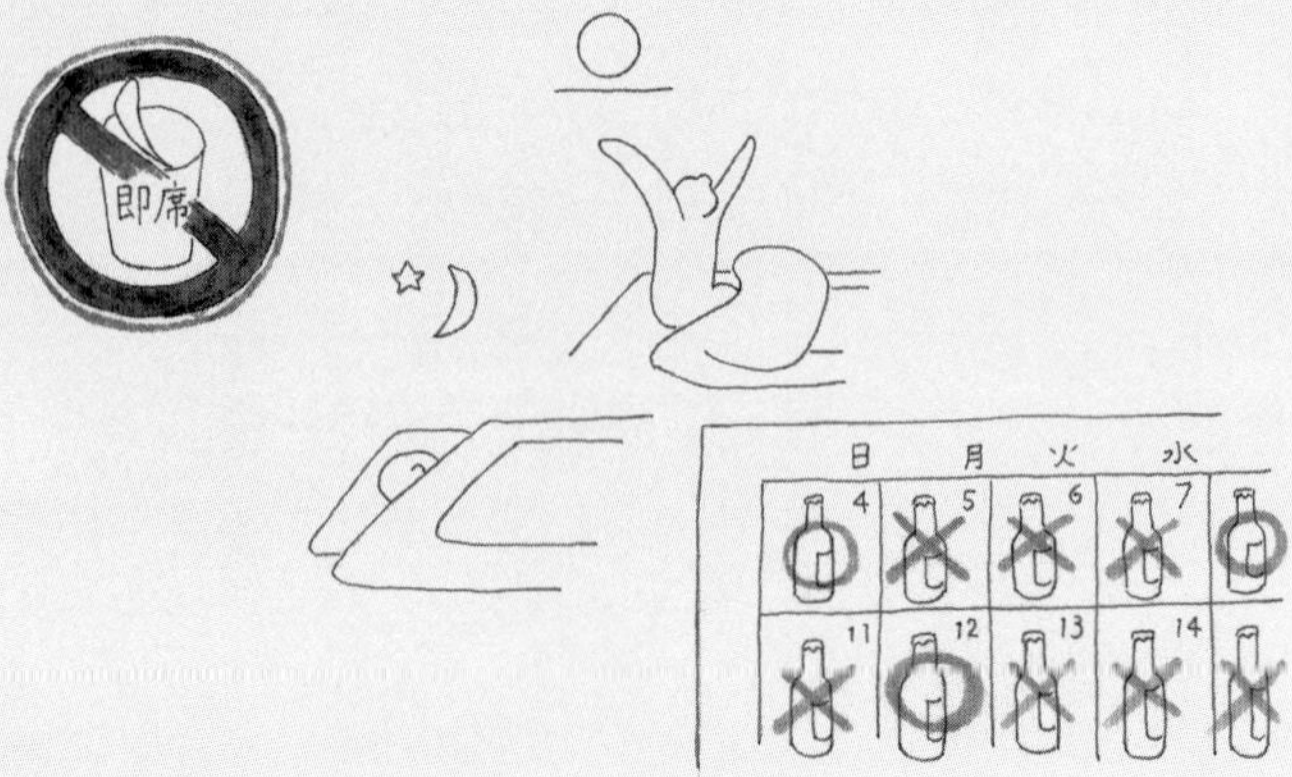

10%から5%に。でも自然妊娠できた

ドクターが夫の精子の映像を見せながら説明してくれました。モニターに映されたのは、量も少なく運動率も低い精子たち。正常の精子の運動率の10%だと言われました。顕微授精は精子がひとつあれば可能です。でも卵子に針を刺す分、負荷がかかります。だから目標は体外受精だと。

そこで、歩く・お酒を控えるなど、夫に生活改善をしてもらいました。しかし数ヶ月経っても数値は良くならず……。むしろ5%まで低下。私は思わず、「先生、このままいくと、精子がなくなりませんか?」と聞いてしまいました。

でも先生は「大丈夫。精子は6ヶ月かけてつくられます。半年後を目標に生活の改善を進めましょう。だからご主人に検査結果は言わなくていいです」と。

男性って繊細なんですよね。夫は、自分が不妊の原因で、私に申し訳ないと思っていたそうです。だから最初はストレスで数値が悪化。でも先生のおっしゃる通り、半年後には体外受精、そして9ヶ月後には自然妊娠できました。

病院との付き合い方

「不育症かも…」と思ったら、今すぐ専門クリニックへ

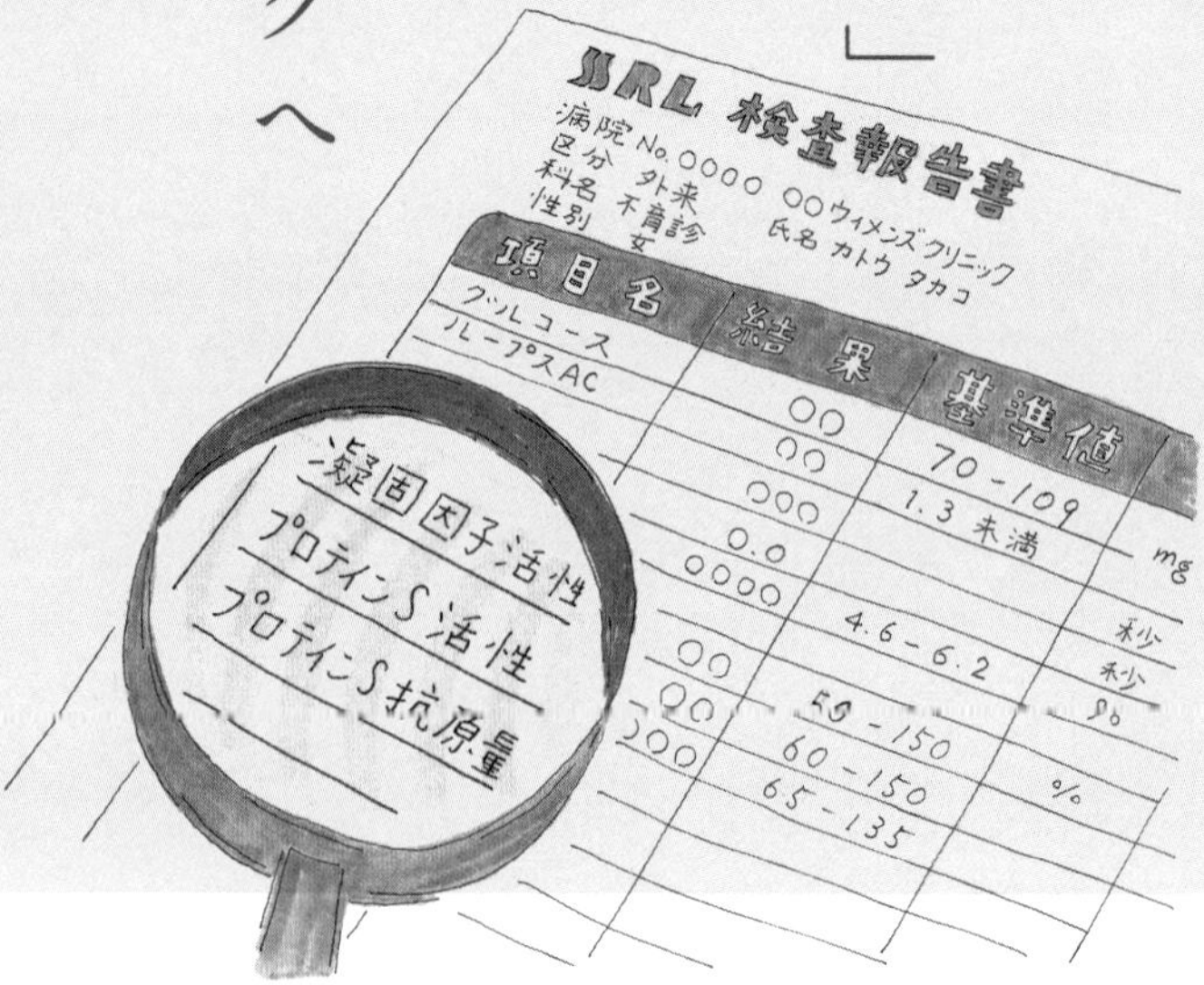

調べようにも、3ヶ月待ち!?

顕微授精・体外受精で着床しても、流産をすること2回。どん底にいるとき、「不育症」という病気を知りました。不育症とは、妊娠しても流産や死産を繰り返したり、出生直後に赤ちゃんが亡くなるという症状とのこと（多くの不妊クリニックでは、おそらく不育症を詳しく調べる検査は行われていません）。不育症を知って私はすぐに、近くに不育症専門の病院がないか調べました。

そして「不育診療科」を設けている、国立成育医療研究センターへ電話を入れると、3ヶ月待ちとのこと。ところが、奇跡が起きたのです。問い合わせ中にキャンセル空きが出て、すぐに診てもらえることになったのです。

診察は、ホルモンや染色体の異常、血液の固まりやすさなどを血液検査で調べます。結果は、「不育症であるかのボーダーライン」。その後、自然に授かった命も流産してしまったので、この結果を不妊治療の主治医に伝え、次の妊娠から着床した段階で、不育症改善の薬を飲むことにしました。

病院との付き合い方

お正月もお盆も関係ない。周期をのがさず元旦も治療を続けるクリニックに感謝！

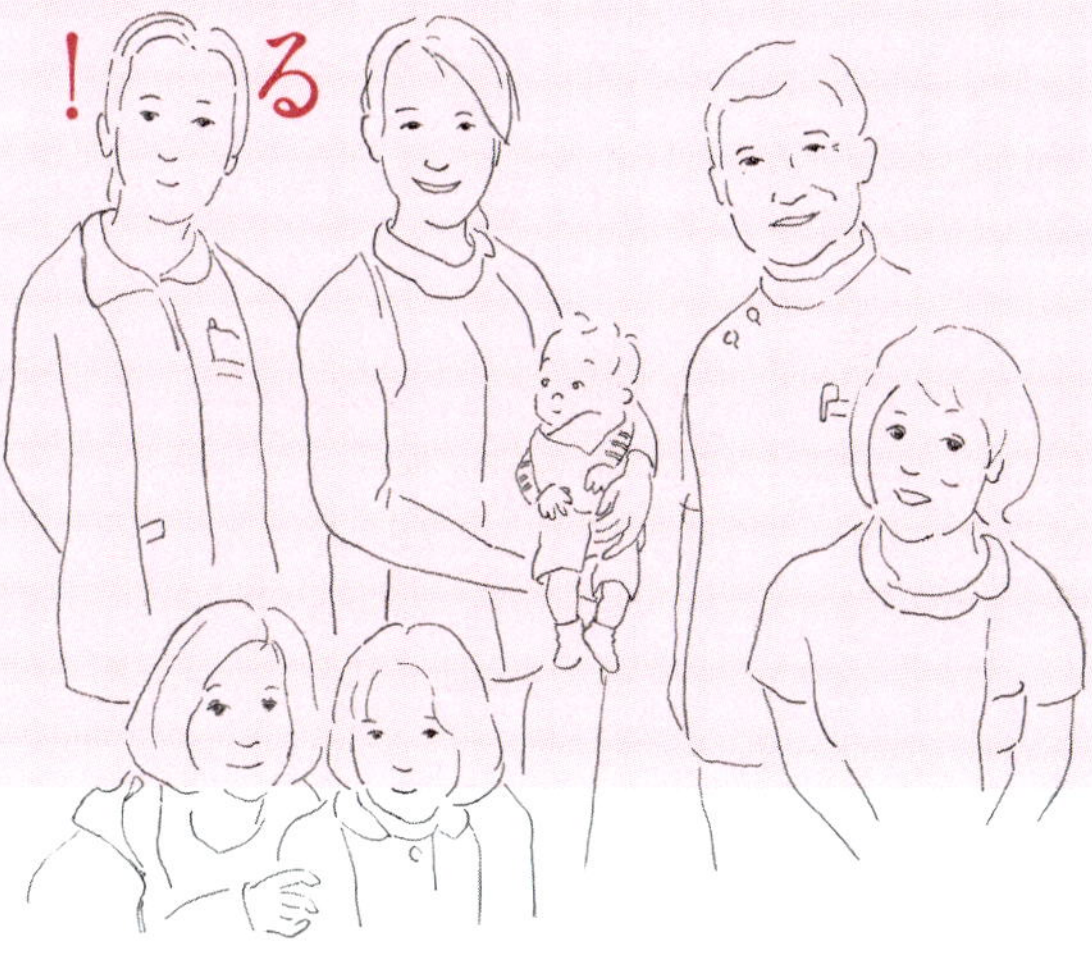

患者の身体と本気で向き合う

「ストレスのないお正月休みに、もう一度チャレンジしませんか」。そう看護師長さんに促され、最後の気持ちで挑んだ凍結胚の移植と、同時にトライしたタイミング法。一連の治療のため、私はお正月をまたいで通院していました。迎えた2017年の元日。その日もクリニックには、大勢の人が来ていました。

神野先生は、卵子がもっとも良い排卵周期で採卵したり、子宮内膜の最適な状態で受精卵を戻します。でも身体の周期にお休みは関係ありませんからね。

ネットでは散々な言われ方をしていた神野先生ですが、本当に仕事に熱意を持ち総力で取り組んでいらっしゃいます。先生の方針のもと、看護師さんも受け付けの方も培養士さんも一丸となって出勤して対応してくださいました。

結果として、第二子を授かることができました。これは患者1人ひとりと向き合って、お休みも返上して寄り添って働く、先生やスタッフの皆さんのおかげだと私は思っています。本当に感謝です。

病院との付き合い方

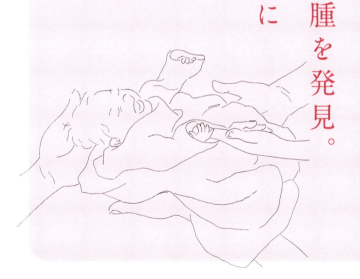

胎児の首に浮腫を発見。心強い方たちに力をもらい胎児を全力で助けることに

先天性の病気の可能性と向き合うこと

体外受精で4度目の妊娠が確認できたときは、「また流産するのではないか」とおびえていました。私自身の流産の壁を越えたときは、大喜びです。でも、そこでまた新しい不安がやってきました。今度は胎児の首のうしろに大きな浮腫を発見。さらに、この時期に通常は形成されている鼻骨がないことも。このことから胎児に染色体異常を含めた先天性の病気がある可能性が考えられることを指摘されました。

このときは、夫とたくさん話し合いを重ねました。病院のドクター、カウンセラーにもお世話になりました。そして、「私たちを選んでくれたこの赤ちゃんを全力で助けよう」と腹をくくったのです。その後、NIPT（非侵襲的出生前遺伝学的検査）の結果は「染色体に異常のない確率が高い」でした。

でも障がいのあるなしにかかわらず、生まれてくる生命力があるなら生まれてきて欲しい。その思いが、出産への強い力になりました。

治療のことはドクターに任せる。私は、私のことだけ向き合えばいい

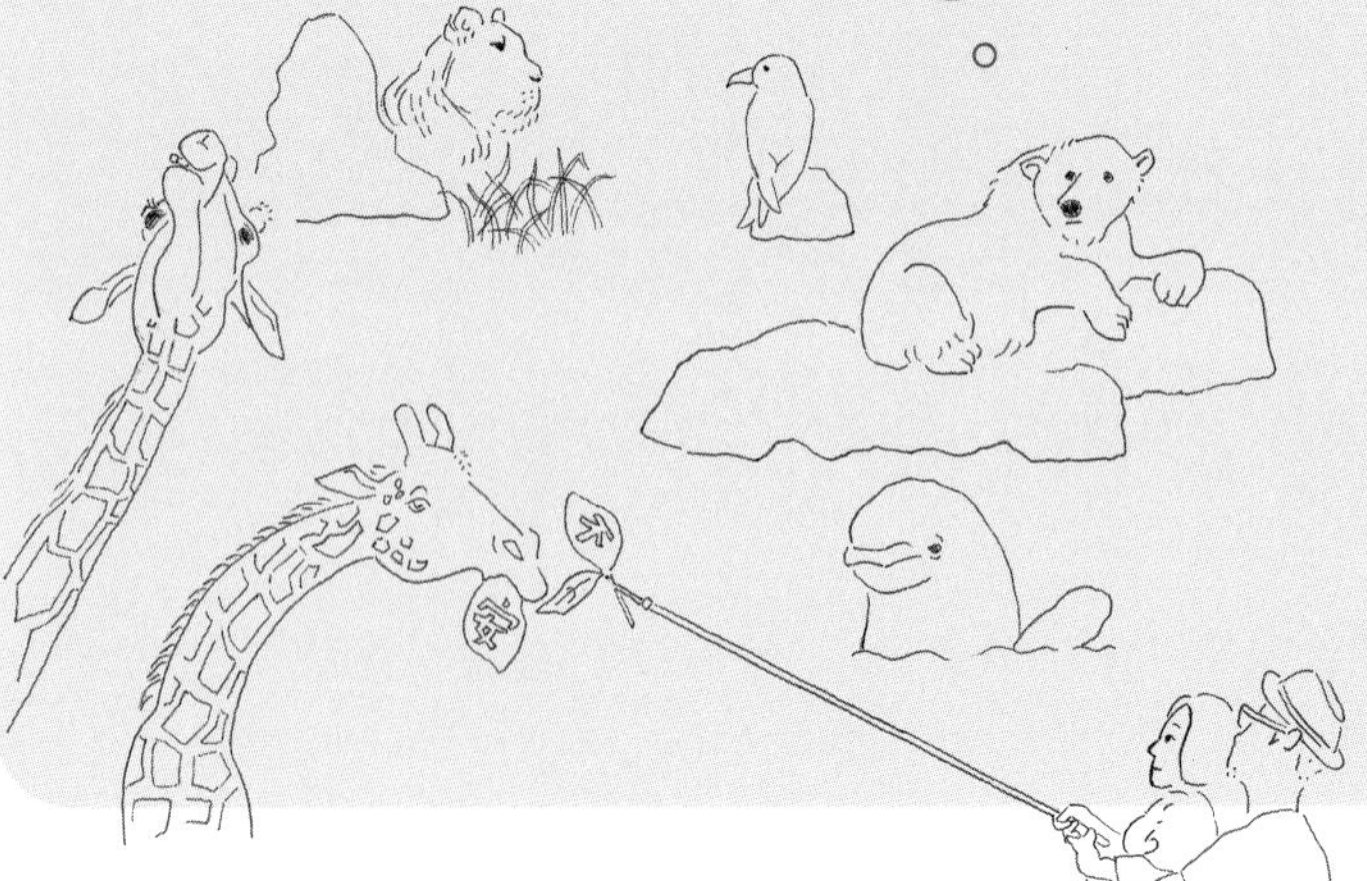

不要な心配をさせない心強いドクター

第二子の妊娠6ヶ月で、「全前置胎盤」かつ「癒着胎盤の疑い」と診断されました。「全前置胎盤」とは、内子宮口、赤ちゃんの出口がすべて胎盤で覆われている状態。大量出血の危険があります。加えて「癒着胎盤」は、子宮から胎盤がはがれにくいだけではなく、前回の帝王切開の傷口に入り込み、子宮の外にまで胎盤がはみ出している可能性も。子宮摘出も想定されたのです。

でも私はギリギリまで管理入院せず、ストレスフリーに過ごせました。不妊治療の神野先生も2人の息子を取り上げてくれた三井先生も「とにかく楽しんでください」と診察の度に私の不安を払拭する笑顔で送り出してくれました。体外受精で着床できず「楽しめません」と言っても、「どうやったら赤ちゃんが授かるかは僕たちが全力で考えるから、楽しんで」と。

着床しないときはつらかったし、妊娠時もいつ大量出血するか不安はありました。でも信頼できるドクターのおかげで自分のすべきことに専念できました。

妊活夫が語るページ

ドクターとも胸襟を開いて接することが大切

僕たちは不育症の検査をしたことによって、三井先生という、とてもすてきなドクターとの出会いがありました。でも、不育症についての見解は、産婦人科医の間でもまだ見解が分かれているようです。

「エビデンスがはっきりしないから、そんなものは存在しない」というスタンスのドクターもいらっしゃいます。

僕たちは流産を繰り返したので、不育症の専門医に診てもらうことにしました。でも、ドクターによってはいい顔をしない人がいるというのも事実でしょう。

主治医に一度はお任せ結果が出ないなら相談を

不妊治療は、妊娠できない要因をひとつずつ潰していく作業です。だから突然「不育症うんぬん」と切り出すと、今まで探っていたラインに別の要素も加わり、先生の

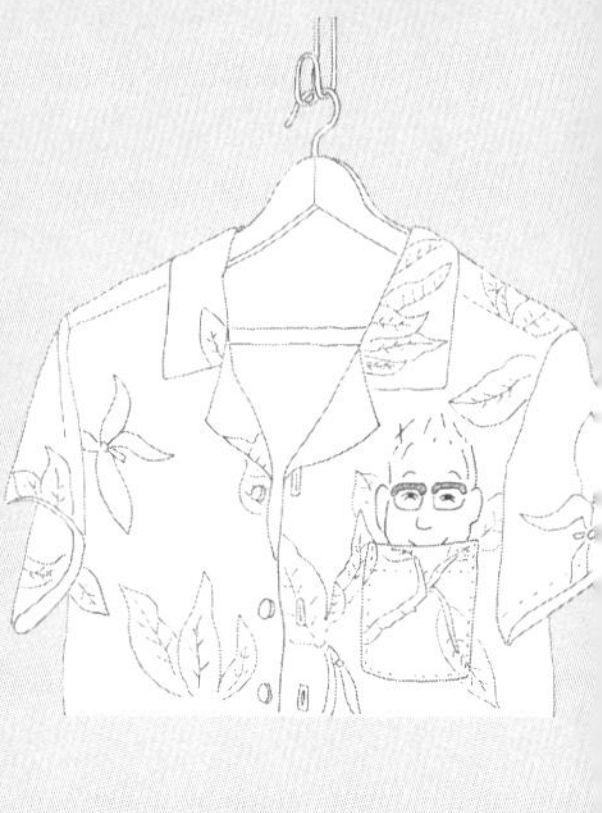

治療を混乱させることにもなりかねません。

ドクターとの付き合い方は人それぞれだと思います。僕たちは、そのドクターにいったんすべてをゆだねてみることを選択しました。そして起こったことを検証する中で、「不育症専門医の意見も聞いてみたい」と率直に切り出してみました。

僕たちは神野先生にも三井先生にも勇気づけられることがたくさんありました。ドクターとも胸襟を開いて接する先に、開けていく道があるように思います。

胸に笑顔を隠し持つ

余談ですが……。胸襟を開く。なかなかすんなりいくもんじゃないですよね。僕は仏頂面タイプだったので、まずは印象の緩和のためにどんなものかと、以前試しに鏡の前で、おそるおそる笑顔の練習をしてみたことがあるんです。ガラでもないことをやるもんじゃないですね。こわばってみっともないったらなかったです。でも、あるときふと思いついて、胸のうちに笑み（自分が笑っているときの空気感）だけでも浮かべておくようにしてみたんですよ。そうしたら比較的肩肘張らないで人と話ができて、少しずつですが会話がいい感じで終われるようになった気がします。

「胸に笑顔を隠し持つ」の、わるくないと思います。

治療の〝卒業〟は子供をどこまで見守れるか。46歳のラストチャレンジ

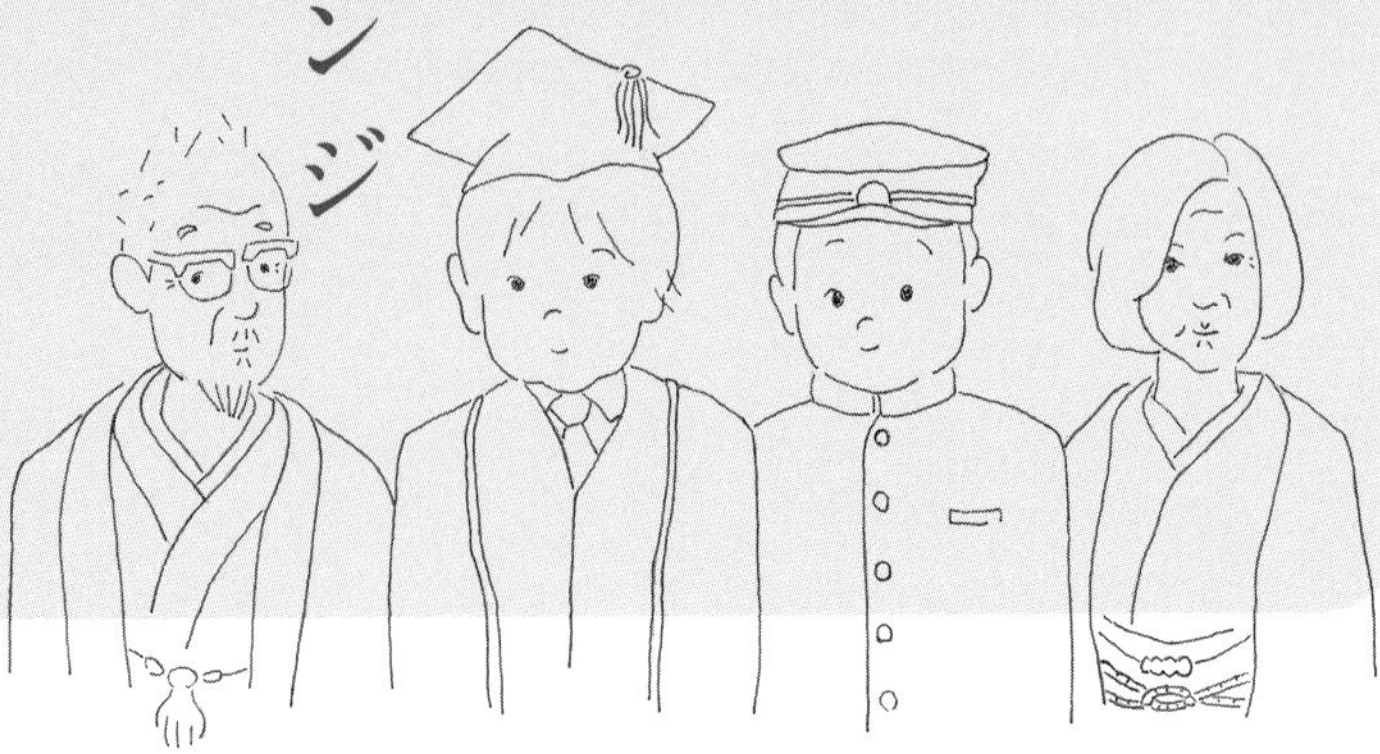

リミットを見据えて第二子の妊活を開始

長男サクのときは、不妊治療の区切りは特に考えていませんでした。でも第二子のときは、46歳までに出産できなければあきらめるって、タイムリミットを設けました。

なぜ46歳かというと、私が70歳までに子供の学生生活をすべて終わらせたいと思ったからです。浪人してとか、経済的なことも含めてフォローできるのはこのぐらいかなと。だから卵子の老化を気にするよりも、生まれてきた子供をどこまで見守ってあげられるかが、治療をやめる線引きでした。

私に何の力があるわけではないんです。でも一緒に生きているだけで彼らの力になれることがあるのではないかと思っています。一人前になれるまできちっと守ってあげられるのが、私の体力的に70歳まで。もちろん80歳以上まで生きて子供の成長を見守ってあげたいとは思っています（笑）。第二子は46歳10ヶ月で出産。本当にギリギリでのチャレンジでした。

イライラをやり過ごす魔法の呪文

今はムカつくけど、本当はいい人……

夫は家事に協力的ではあるのですが、なんとも要領が悪いのです。夫の友人に言わせると「あいつは130%がんばっても平均すると人の80%がせいぜいだから、大目に見てあげて」とのこと。私がやった方が早かったり、説明するのが面倒になったりすると、ついつい動いちゃうんですよね。しかも夫は、おんなじこと何度教えても平気で忘れるし。

ホルモン注射や通院でくたびれているとき、言われなくても家事を手伝って欲しいのに。平然と座っているんですよね。そこで夫の友人であり、先輩ママの、おおたか静流さんがくれたアドバイスが、こちらの呪文。

「今はムカつくけど、本当はいい人。本当はいい男、本当は役に立つ人……」

第二子の出産で1ヶ月以上、長男と2人で過ごし、料理も掃除もできるようになったけど、「言われなくてもやってよ！」って思うことがまだまだあります。そんなときは、この呪文をとなえつつ、夫を優しく調教しています（笑）。

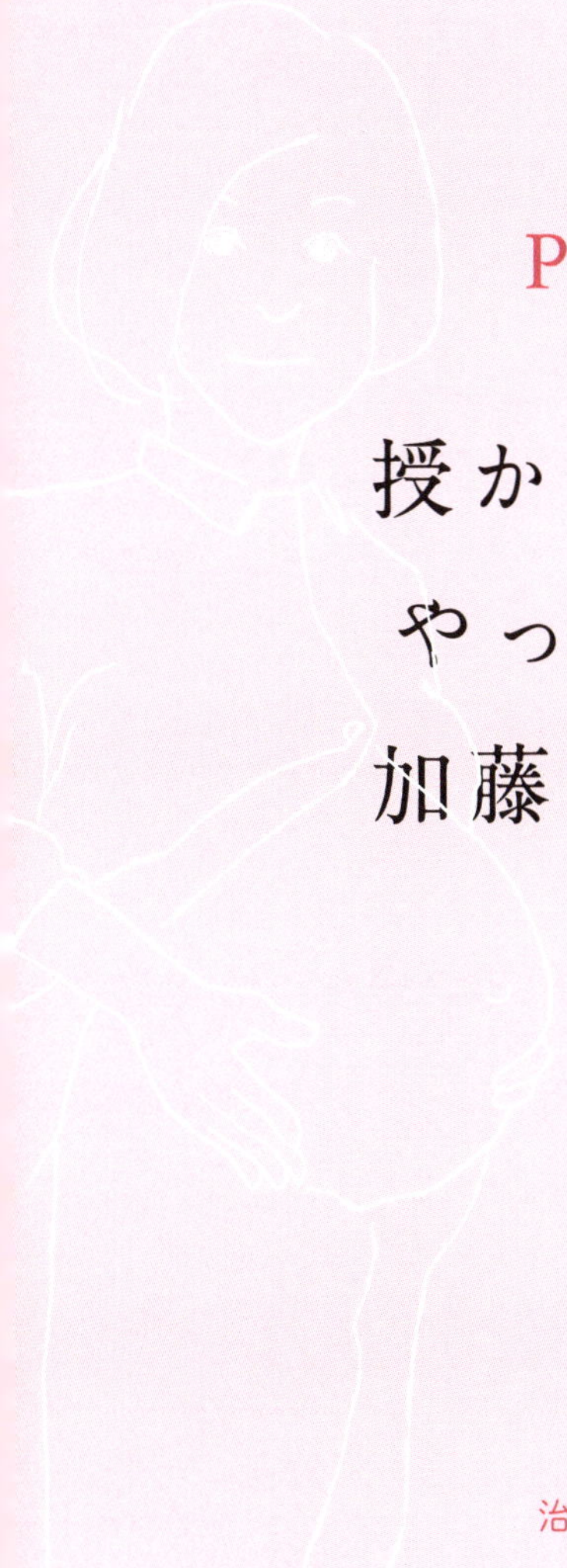

Part 3

授かるために
やったこと。
加藤家の場合

治療以外で妊活のプラスになった
ことは？　加藤家が日常生活に取
り入れていた方法をご紹介。
美容にもいいことがあるみたい。

妊活のためにやったこと

45分のウォーキングで卵子のエイジングを防ぎ筋肉増加で着床率アップ！

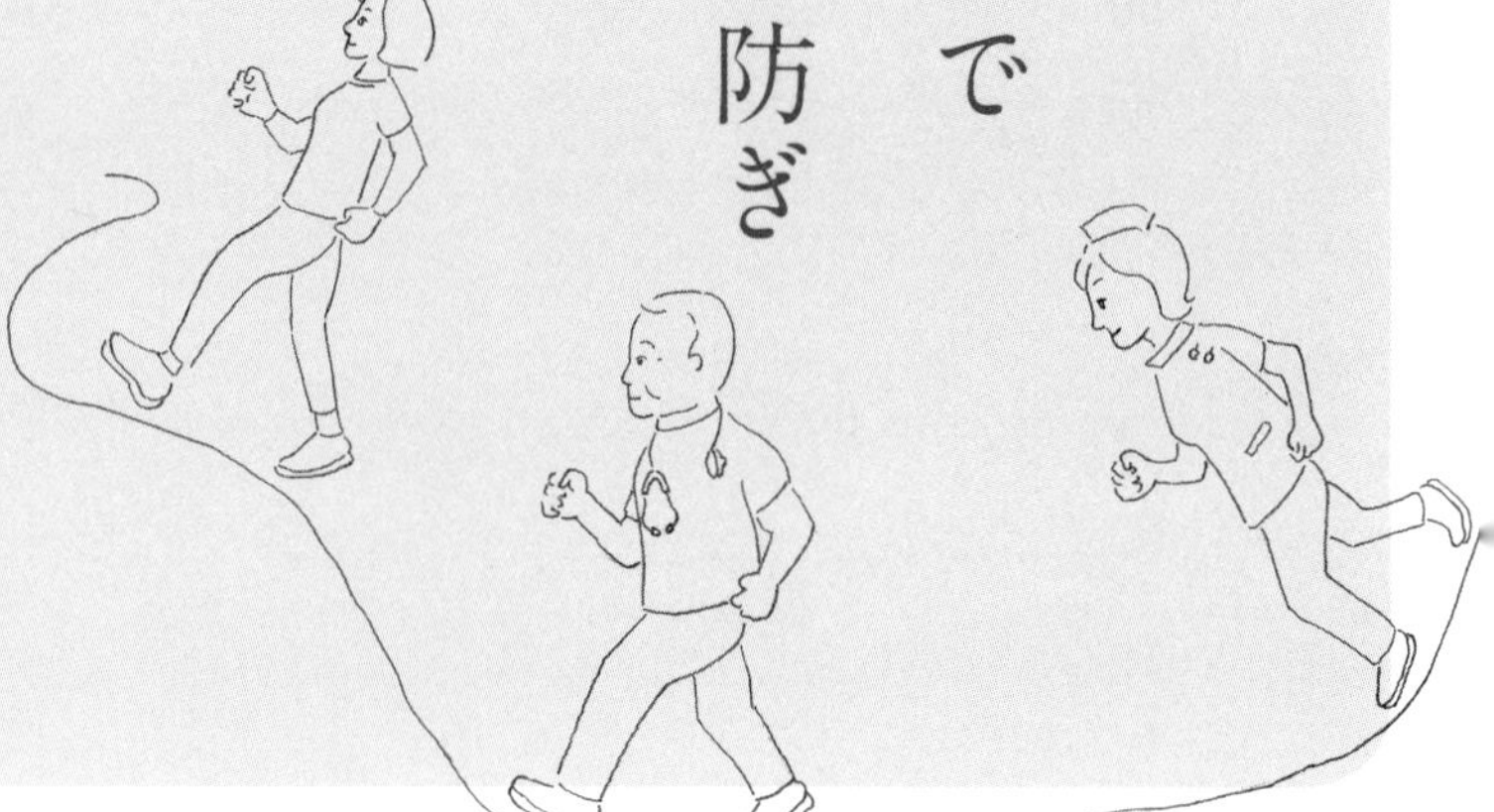

アップダウンのある道で負荷をかける

毎日45分のウォーキング。長時間の有酸素運動から得られることは大きいそうです。まず血流を良くし、身体にたまっている老廃物を排出しやすくします。そして筋力アップ。

神野先生から、身体の中でも体積の大きい太ももの筋肉を鍛えるように何度も言われました。坂道などアップダウンのある、ちょっとキツイ道を歩くと効果てきめんです。これらによって、体内のミトコンドリアの数が増えて、全身の細胞が活性化してアンチエイジングはもちろん、卵子の老化の進行スピードをゆるめるそうです。

でもこのウォーキングを毎日続けるのは、大変で。「毎日はつらい」と弱音を吐いたところ、驚きの事実を聞きました。神野先生はもちろん、看護師さんたちもクリニックのみんなが毎日45分ウォーキングをされているそうです。皆さんが今日も歩いているって思うと、自分もがんばろうって思えました。

妊活のためにやったこと

妊娠しやすい体型はBMI値22。規則正しい生活をしておいしく食べる

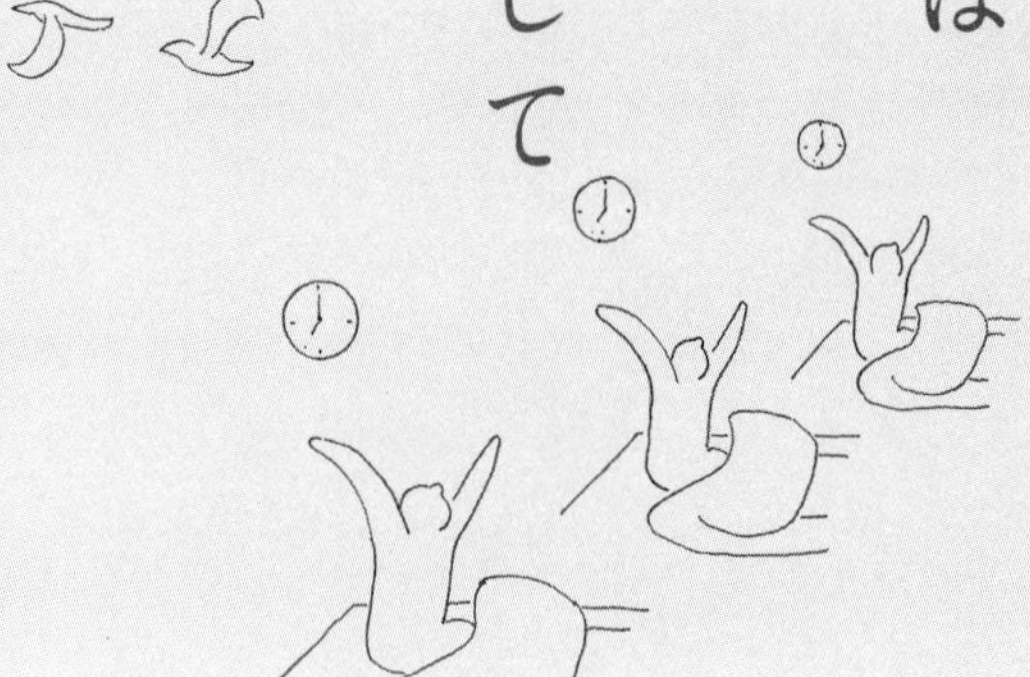

ドカ食いをやめたら体重増加！

第一子の妊活を始めるまで体重は30キロ台でした。ドクターから「やせすぎ」を指摘され、妊娠しやすい身体づくりをすることに。やせすぎると、自分の身体の維持にエネルギーを注ぎすぎて、妊娠しづらくなるそうです。

理想はBMI値22。でも、私はもともと太りにくい体質。なので目標は最低でもBMI値18・5、体重は47キロ以上にしてスタート。

そんな「やせ」の身体を改善したのが、規則正しい生活。そしてごはんをゆっくりと食べること。それまでは、食事の時間は不規則で、かつ猛スピードでドカ食いしていました。ドカ食いをすると太る、と言われていますが、私の場合は逆でうまく消化吸収できていなかったようです。

それからどんなに遅く寝ても、同じ時間に起きることを指導されました。起床時間を一定にし、バランスの良い食事をゆっくりおいしく食べる。これらはやせていても太っていても、妊娠しやすい身体づくりの基本になるはずです。

妊活のためにやったこと

必要な栄養は
なるべく
食事から摂る。
忙しくても
加工食品より自炊を

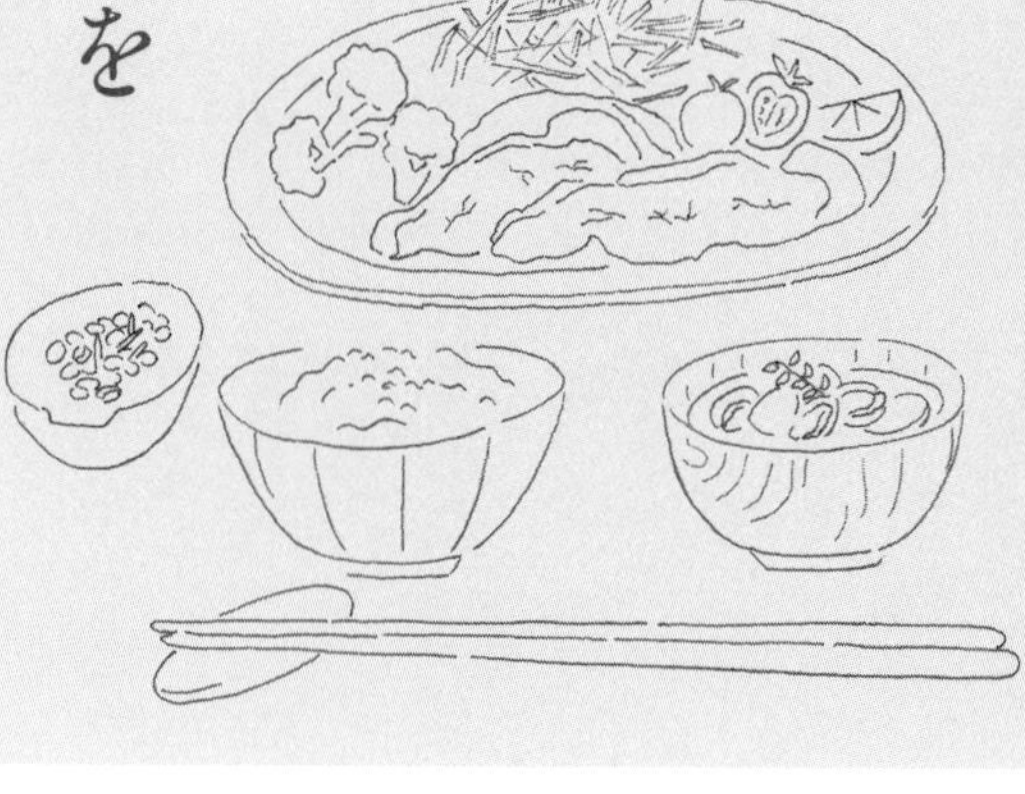

看護師さんがレシピのアドバイスも

私がお世話になったドクターは「健康な身体は妊娠しやすくなる」という考えです。だから特に食事の内容や摂り方にも気を使うようになりました。

妊娠しやすい身体づくりには、葉酸というビタミンB群の一種が有名ですよね。でもクリニックの方針は、サプリではなく、なるべく食事から多くの栄養を摂ることでした。葉酸といえばレバーと思われがちですが、ホウレンソウやブロッコリーなどの緑黄色野菜や納豆などにも含まれています。それ以外のビタミンやミネラル類も、偏りなく食事から摂取するようにしました。

そしてなるべく自炊することを勧められました。ですが忙しいと、ついお総菜などで食事を済ませたくなりますよね。

でも神野先生のクリニックのすごいところは、看護師さんが、簡単に栄養が摂れるレシピまでも教えてくれるのです。食事が妊娠に与える影響が大きいことを知っているからこそ、ここまで徹底した指導をしてくださるのですね。

妊活のためにやったこと

自己流の漢方やサプリはドクターに見直してもらう

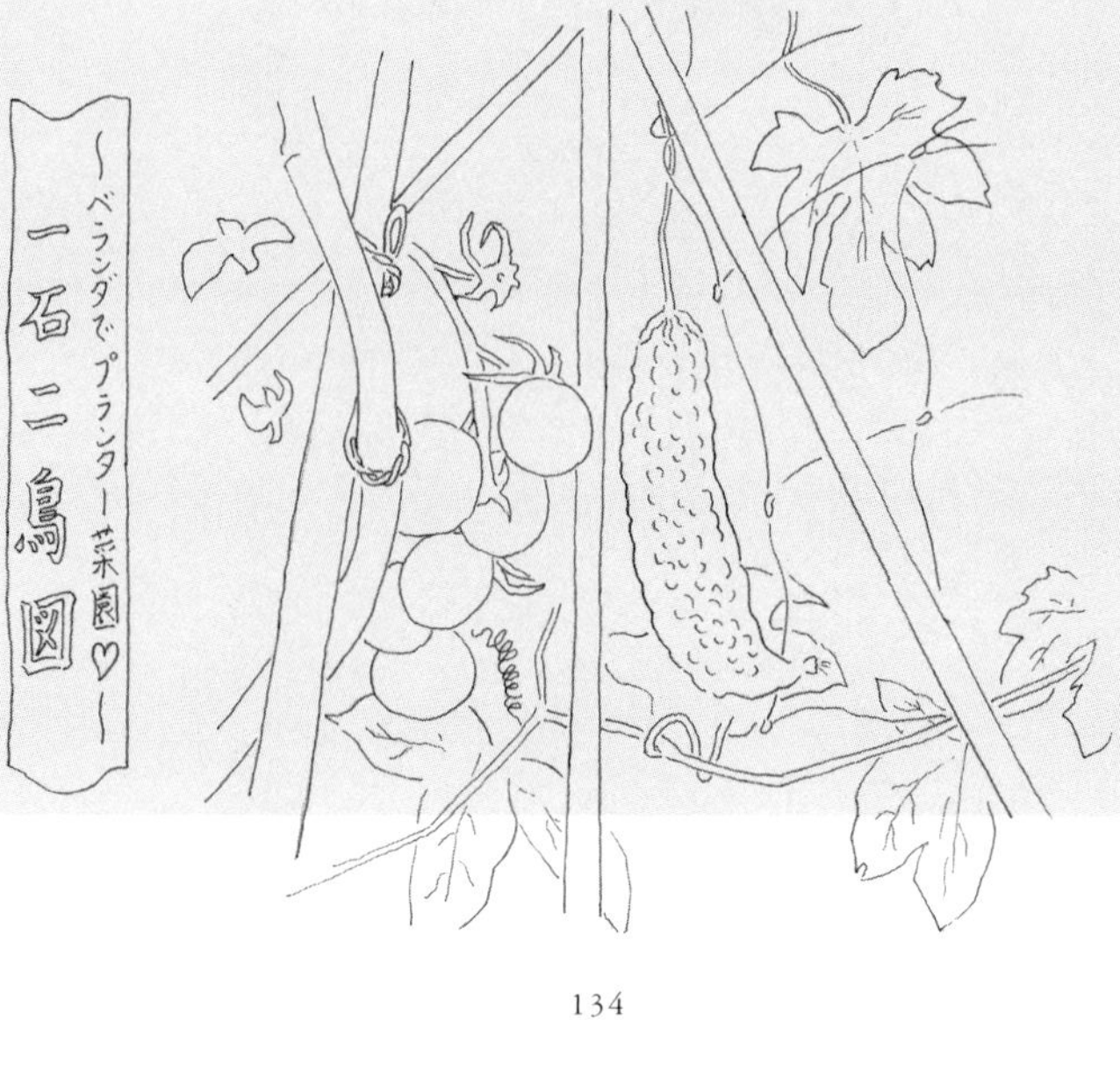

自己判断せず、ドクターにゆだねる

「妊活中にどんなサプリメントを飲んでいましたか?」、これはブログでよく聞かれる質問です。私は42歳で初めてクリニックへ行って、衝撃的な現実を知ることに。口コミで良いものはすべて試したい、ワラにもすがりたい心境でした。でもドクターの指示に従って、これまで服用していたサプリメントも漢方薬も鍼治療もすべて見直すことにしました。

特に私は漢方薬がとっても好きでした。漢方の薬局で自分仕様の薬を調剤してもらっていたほどです。でも、クリニックでこんなことを言われました。

「加藤さんが妊娠する方法は僕らが考えますので、これからはリラックスして楽しいことだけを考えてすごしてください」

心強い言葉でした。ここに来たのもなにかの縁。思い切ってすべてをドクターと看護師さんにお任せすることに。だから余計なことをするのをやめました。漢方よりも運動で血行促進。栄養はフレッシュな食材で補うことに。

妊活のためにやったこと

育児に追われた
第二子妊活では
サプリメントを服用

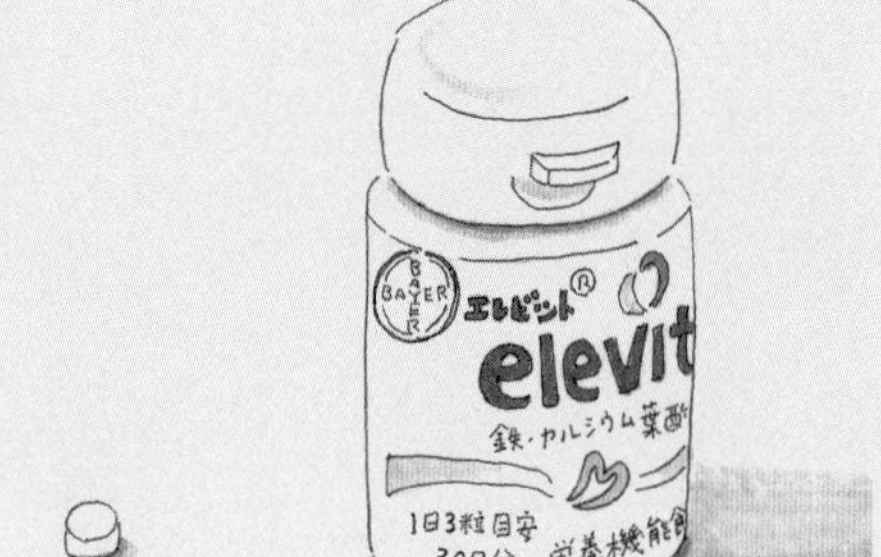

葉酸やマルチビタミンをサプリで補填

第一子が生まれるまで、漢方やサプリはやめていましたが、第二子の妊活ではやり方を変えました。10ヶ月ほどはがんばったのですが、育児と家事と仕事に追われ、自分自身の食事に時間や労力を注ぐことができなくなったからです。そこでドクターに相談したところ、日本製の「エレビット」を紹介されました。「エレビット」には、日本女性の妊娠前と妊娠後に必要不可欠な栄養素、葉酸を始めとしたマルチビタミンが含まれているからです。

日本製のものと海外製のものでは成分内容が違うようで、「日本人には日本製を」と勧められました。

私は日本製「エレビット」を、今の自分の生活に必要なサポートとして取り入れ、〝できない〟ことによるストレスの軽減をはかりました。

いずれにせよ、治療にかかわるサプリメントや漢方を妊活サポートとして服用する際は、主治医に相談してからにすることをお勧めします。

妊活のためにやったこと

夏でもストール、腹巻き。身体を冷やさず疲れ知らずに

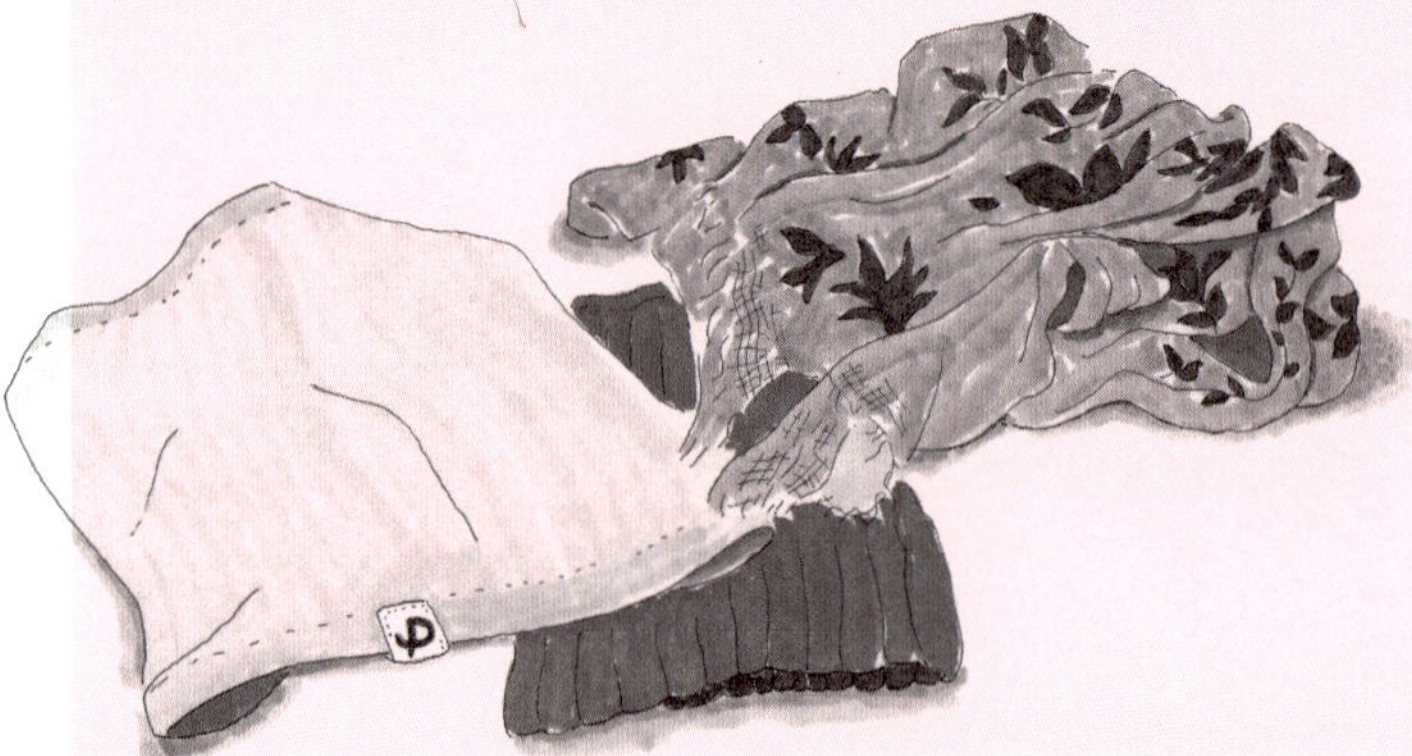

冷えはすべての〝首〟をカバーして撃退

身体を冷やさない。これは妊活と関係なく以前から実践していました。冷えは血流を悪くして、万病の素となりますよね。だから私は、まず子宮周辺を冷やさないように、いつでも腹巻きを身につけました。

それから首という首をカバーし防寒しています。夏でもエアコンの冷風が身に応えることがあるので、真夏でもストールを巻いていました。

足首も同じです。足元は知らないうちに冷えているので、うちは私が長時間過ごすキッチンのマットを、「ホットカーペット」にしました。これが効果バツグン。疲れやすいとか、便秘しやすいとか、風邪を引きやすいなどが改善されて、体調がものすごく良くなりました。夏でもマストです。その他に、〝湯たんぽ〟と〝玄米カイロ〟も利用しました。

さらに身体を温めるという点では、45分のウォーキングと適度な運動のおかげもあり、体質は少しずつ改善していきました。

妊活のためにやったこと

卵細胞をさびつかせない。オメガ3オイルで美肌・美髪効果もあり

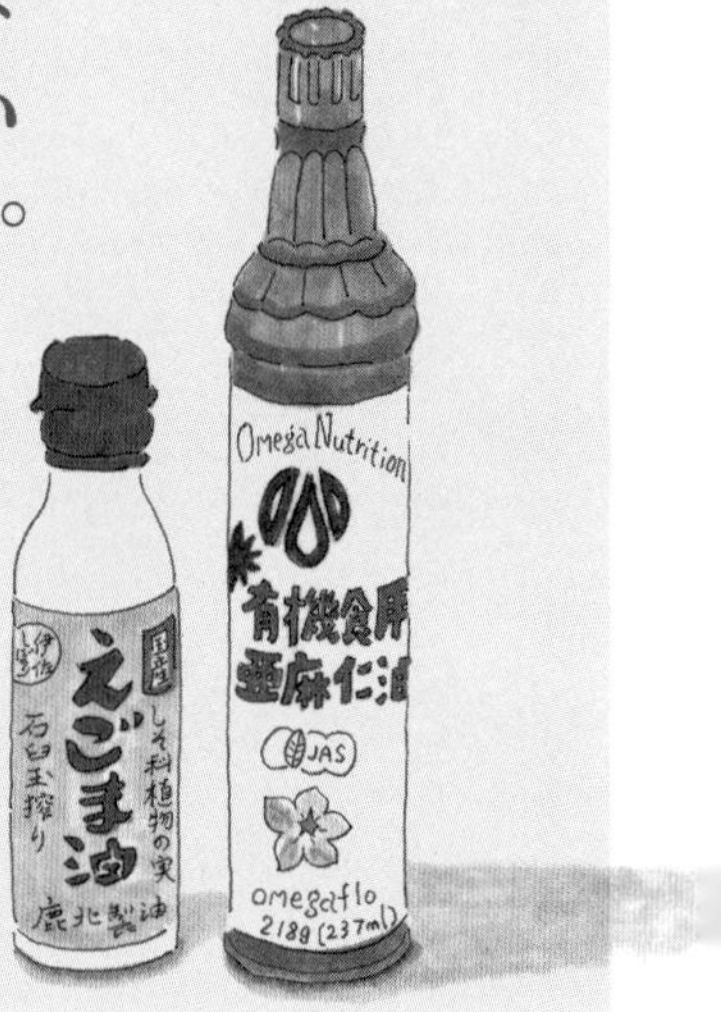

アマニ油とエゴマ油を野菜ジュースに

サプリのような機能性食品ではないのですが、食生活には多少のこだわりを持っています。そのひとつが「オメガ3オイル」を毎日摂ること。これも妊活前から私が習慣にしていたことです。

「オメガ3オイル」とは、「アマニ油」「エゴマ油」などのことです。抗酸化作用があり、アンチエイジングになります。

オメガ3オイルは熱に弱いので、私はトマトジュースや野菜ジュースに直接入れて飲んでいます。コップ1杯（200cc）のジュースに大さじ2／3（5〜10cc）ほどを混ぜるだけ。とっても簡単です。

このオメガ3のアンチエイジング力は、年齢を重ねるごとに、如実に効果を実感しています。うっかりオメガ3オイルを切らして、野菜ジュースだけ飲んでいると、肌にツヤがなくなり、髪の毛もパッサパサになってくるからです！細胞の老化を防ぐためにもオメガ3は必須だと思っています。

妊活のためにやったこと

ノンカフェインのアーティチョーク茶で若々しさをキープ

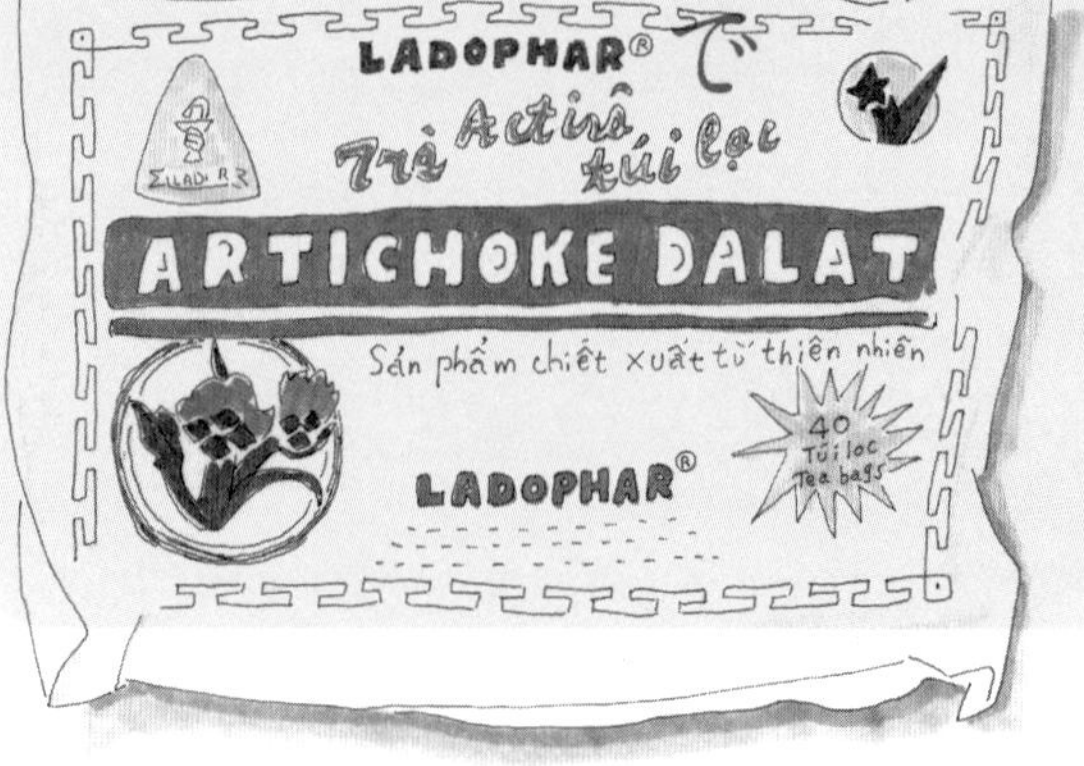

ほんのり甘みのあるお茶を愛飲

アンチエイジングのために私が愛飲しているのは、ベトナムの「アーティチョーク茶」です。

アーティチョークには、「シナリン」という成分が含まれ、傷ついた細胞の修復や肝臓の解毒作用を助けてくれます。

デトックス作用のあるお茶を探していたら、たまたま友人からベトナムのお土産でいただきました。

味が好きで嗜好品として飲んでいます。ノンカフェインなので妊活・妊娠中も気にせず飲めます。

さらにアーティチョーク茶のすごいところは、脂肪の分解を促進する効果や消化器の働きも良くすること。その他にも身体に優しく、女性にうれしい効能がたくさんあります。

いくつもの良い影響を与えてくれるこのお茶を、私は愛飲しています。

妊活のためにやったこと

ストレスをはねのけ
笑って過ごせれば
言うことなし。
どんなときでも
笑いの要素はある

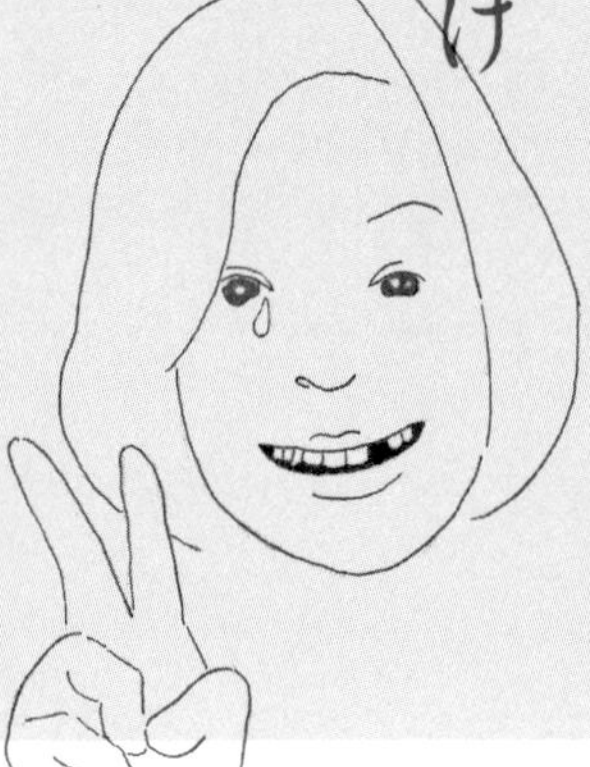

夫のおかげでピンチでも笑えた

なるべくストレスをやり過ごす。これが妊活で一番大事なことだと思います。第一子のときも、第二子のときも、お休みをいただいたときに着床することができました。それほど、本人の自覚以上に身体は繊細。だからいつでも笑顔で過ごしていたいけど、なかなか難しいですよね。

そんなときわが家では、夫が頼りになりました。ある日前歯の根元が膿んで、除去手術をした後、治ったと思ったらポロッとその歯が抜けてしまったことが。どうしようって焦っていたら、夫が真顔で「かわいいよ」と言ったのです。初めて言われました！　私をはげまそうと選んだその言葉に、思わず吹いてしまって。おかげで冷静さを取り戻し笑顔になれました。

またある日は、散らかった部屋で子供を背負い、洗濯ものを部屋干しする私を撮影。その姿はまるで昭和のお母ちゃん。理想の育児と正反対の姿は疲れ切った私を笑わせてくれました。どんなときでも笑える要素ってあるものです。

妊活夫が語るページ

僕が実践した男性不妊改善策

初めて僕の精子を調べたとき、「精子運動率は10％しかない」と言われました。「このままでは、顕微授精でしか妊娠できる方法がない。でも卵子のためには、針を刺す顕微授精よりも、自然に受精する体外受精の方が、卵のストレスが少なく好ましい。だから、体外受精ができるように、男性不妊を改善する努力をするべきだ」とも。

その日から、僕の生活習慣を改める日々が始まりました。行ったことはおもに次の4つ。

①45分間のウォーキング
②規則正しい生活
③食事の摂り方の工夫
④お酒の飲み方を変える

妻が実践していたこととほぼ同じです。唯一違うのは、④のお酒の飲み方。これは一度飲んだら、3日休肝日をつくること。神野先生が自らの人体実験（!?）を踏まえて編み出されたお酒との付き合い方です。

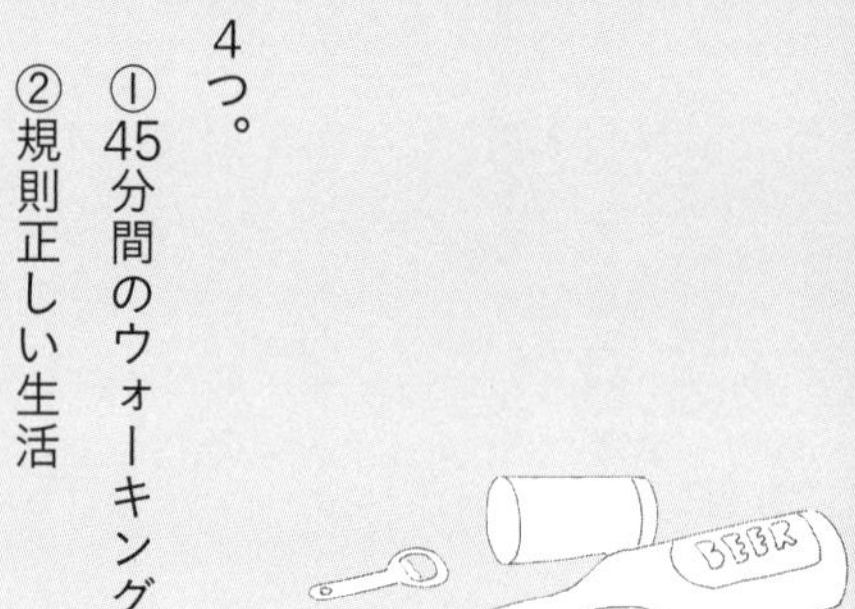

どんなに少量でも続けて飲むと、肝臓の数値など、さらにはインスリン抵抗性*に影響が出るそうです。でも3日空けると、飲酒量に関係なく正常値を保てると。だからお酒の解禁日は存分に楽しめます。もちろん付き合いがあって、禁酒日を守れないこともありましたが、会食のときは深酒で生活リズムを崩さないよう心がけました。

地道に続けて自然妊娠も可能に

半年後に精子の値に変化が出てきました。一時は5％台にまで悪化したと、のちほど聞かされましたが、地道に取り組んだ結果、しだいに通常の精子の濃度に近付いてきました。当時48歳の僕でも、体外受精が可能になっただけではなく、自然妊娠もできるくらいにまで改善しました。

まあその後、第一子を授かって以来、安心してもとの生活に戻ったら、精子の濃度もやっぱり減少してしまって。第二子の妊活のときに、妻にこっぴどく怒られたんですけどね。

男性不妊の原因は人それぞれ違うとは思います。でも僕の場合は、治療の一環として彼女と一緒にウォーキングをするなど、妊活生活を「共有」することができました。その共有体験で彼女とのきずなを深めることにつながったのかな、と感じています。

＊インスリン抵抗性とは、インスリンが分泌されても反応が鈍くなること。インスリンの感度が低くなると、様々な臓器で問題を起こし、糖尿病・高血圧などの生活習慣病を発症しやすくなります。そしてインスリン抵抗性症候群は、卵巣・子宮の働きにも影響を与え、不妊の原因のひとつと考えられています。

思いを声に出せば、願いはつうじる!?

良いイメージを浮かべ アウトプットを

　第二子の不妊治療を始めたときから、赤ちゃんの胎児ネーム（生まれる前の名前）を〝パイちゃん〟と決めて、呼びかけていました。

「おいで♫おいで♫パイちゃん！」。まだ授かる前なのに変ですよね。でも、授からなかったときのことを考えて萎縮するより、良いイメージを大切にしたくて声に出すようにしていました。そして妊娠してからも、変わらず語りかけ、不安を払拭していました。

　サクが保育園に通ってからは、流行りの病気はほぼ持ち帰ってきました。「カカ！　今、最先端はこれだよ」とでも言わんばかりに次々と。

　そして持ってきた病気は、親子で仲良く感染。妊娠初期は、熱かぜ・インフルエンザ・マイコプラズマ・ロタウィルス。やっと安定期に入ったところで、アデノウィルス。ロタウィルスのときは、「ごめんね〜うつっちゃって。うっ……。パイちゃん、しがみついていてね！

ありがとう♡うっ……」と、嘔吐する度に唱えていました。

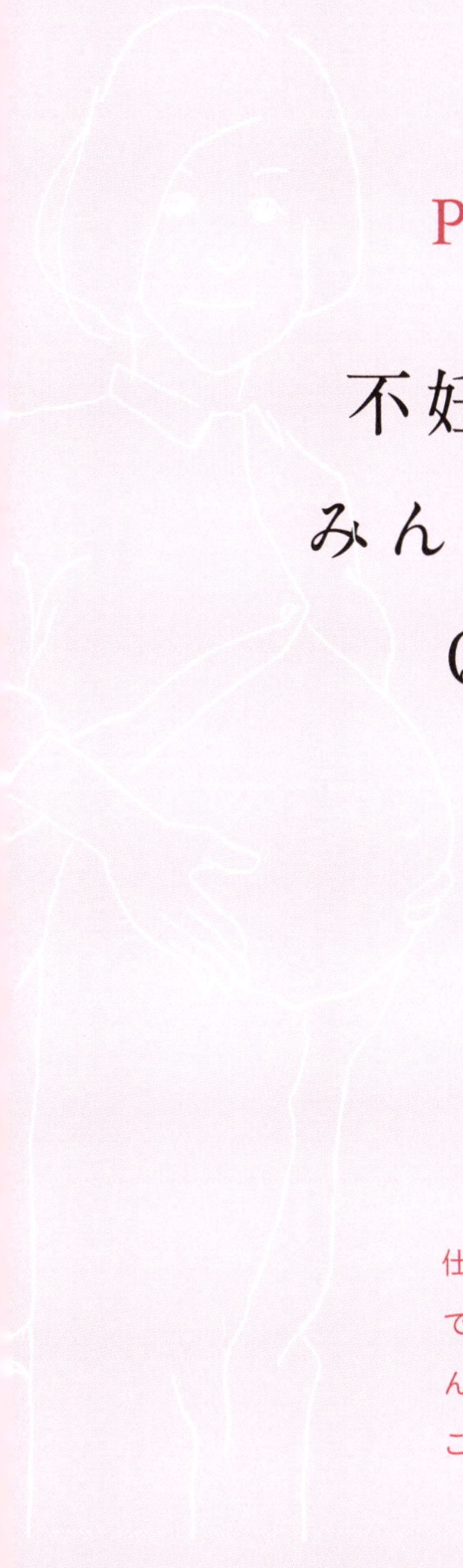

Part 4

不妊治療とみんなの不安Q&A

仕事、お金、夫婦関係……。妊活で多くの人が抱える疑問を加藤さんに聞いてみました。加藤家ならこの難局をどう乗り越えるの？

Case 1

治療法はどれを選べばいい？

いわゆる普通の不妊治療。そして鍼、漢方、お灸など東洋医学にもいろんな治療法があります。なるべく自然に授かりたいのですが、どれを選んだらいいのか分かりません。加藤さんは、体外受精を選ばれましたが、東洋医学で治療することをどう思われますか？

残された時間を考えて選択してみては

何が正解か、はっきりとしたことは言えません。自分がピンときたものを、まずは腰を据えて1度やってみることを私なら選択します。

私は42歳から始めた不妊治療だったので、焦りから、常に「時間がない」という思考にしばられていました。しかも、37歳からは卵子の老化が進むとドクターに言われ、ドクターの指示通り、私たち夫婦が一番授かる確率が高い顕微授精と体外受精を選びました。

なぜ私が東洋医学を選ばなかったかというと、効果が出るまでに時間がかかると思ったからです。それに、効果の出方にも個人差があります。悠長に待っていられない状況でした。漢方にも男性不妊への処方や、女性が妊娠しやすくなる調合もあると聞いています。時間が許すなら、東洋医学を試してみるのもいいと思います。35歳を過ぎてからは、卵子の老化のスピードを念頭に、治療法を選んでみてはどうでしょうか。

Case 2

病院はどういう基準で選ぶ？

どうやって病院を選べばいいと思いますか。たくさんのドクターを抱える大病院の方がいいのか。口コミで評判のいい個人クリニックがいいのか。それとも通いやすいところがいいのか。私も高齢なため、転院などすることで時間のロスをしたくありません。

まずは通いやすさ。ウワサで判断はNG

まず通いやすいところがいいと思います。通院の往復だけでストレスになるので、自宅、もしくは会社から近いところがいいのではないでしょうか。

ただ、体外受精・顕微授精に限っては、ドクターの技術や経験が大きく影響すると思っています。神野先生はものすごく経験豊富で、排卵誘発の手段をいくつもお持ちです。結果、私に合った治療をしていただきました。

そして私の場合は、毎回卵子を20個ほど採卵できました。そのうち10個以上が受精卵に。さらに46歳になっても「桑実胚《そうじつはい》」まで受精卵を育てることができたのは、患者1人ひとりに合った治療法を豊富な経験から選択し、高い技術で挑んでくれたおかげだと思っています。でもドクターとの相性もありますよね。

気になる病院があれば、まずは見学に行ってみてはいかがですか。クリニックによっては、無料説明会や相談会などを設けています。ネットの評判や人のウワサだけで判断せずに、自分で確かめることをお勧めします。

Case 3

通院時間を工面できない。仕事を辞める？

職場は激務でなかなか休みを取れません。ホルモン注射など連日通うことを考えると、思い切って仕事を辞めた方がいいのかと思えてきます。でも正直、キャリアを手放すのは惜しいです。仕事か妊活か。どちらを取るべきでしょう。

授からなかった後や治療費も考え両立させる手段を探して

選択肢がなくなったときのために、仕事か子供か、どちらを優先するか、まずはご夫婦で決めておいた方がいいと思います。その上で、仕事と通院を両立させる方法をよくよく話し合ってください。私は第一子の治療のときは半年間お休みをいただいて授かりました。でも第二子は、仕事を続けながらの治療。以前、この件について私も神野先生に相談しました。

「僕がこんなことを言うのはおかしなことだけど……。子供ができなかったとき、その支えとなるのは仕事です。仕事を辞めてキャリアを手放して、子供もできなかったら、すべてを失ったように思えてしまいますよ」

このようにアドバイスをいただきました。とはいえ両立するストレスは計り知れません。私は「どちらもあきらめないけど、どちらもいつでもやめられる」と、自分を追い詰めず、両立のストレスを軽減していました。職場に理解していただくのは大変ですが、後悔のないよう妊活に取り組んでください。

Case 4

不妊治療を職場にオープンにしますか？

不妊治療のため、半休や有給の理由をどう説明するか毎回悩みます。正直に職場に伝えればいいのでしょう。けれども、そうやっていろんな人に迷惑をかけた結果、授からなかったら、恥ずかしいやら、悔しい気もします。不妊治療を上司や職場に打ち明けますか？

子供が産まれた後のことも考えてみて

私は職場に正直に話すことを選びました。真実を話すことによって離れる人もいますし、思いがけないところから手を差し伸べてくれる人もいます。気持ちと状況を素直に伝えることで、環境が変わり好転することもあります。

それに子供が産まれたら、きっともっと大変になります。子育ても念頭に置いて、妊活のときからオープンにして、周囲の協力を得るベースをつくるのはとても大切なことだと思います。

そしてその協力してくれた人は、残念な結果となったときも、きっと一緒に泣いてくれます。「大変だったね、がんばったね」って。

イヤミを言われながら治療して、授からなかったら、悔しい気もするかもしれません。私だったら、今実現したいことを最優先し、自分が一番ベストな状態で治療できる環境をつくります。周囲には迷惑をかけてしまうこともあるけれど、協力してくれる人に感謝し、その気持ちを伝えてはいかがでしょう。

Case 5

1年待たずに病院に行くべき？

35歳です。不妊治療を開始する目安として、「1年間タイミング法を試しても授からない」場合とあります。けれどもタイムリミットもあるので、タイミング法をせずに病院に行ってもいいのでしょうか？　時間がないとは思いますが、お金もそんなにありません。

妊娠可能かだけでも検査をしてみて

今の私なら、35歳を過ぎたら1年を待たずにクリニックに行くことを選びます。なぜなら生理があっても正常に排卵していないこともあるからです。自分が妊娠できる身体なのか、ご主人の精子は正常か、検査をしてもらってはどうでしょうか。

お金がないという方は、まず3ヶ月、基礎体温を記録して、ご自身だけでも身体に異常がないか検査を受けてみてはどうでしょう。

ホルモン値や卵管の状態など、ひと通りの検査は、どの病院でもそんなに値段の差はないと思います。時間をムダにしないという意味では、タイミング法をしながら検査だけでも受け、その結果で判断してはいかがでしょうか？

また、お金はかかりますが、ドクターの指導のもとでタイミング法を行うこともできます。明確に「何日後に排卵する」と事前に分かるので、こちらもチャンスを逃さないという意味では有効だと思います。

Case 6

体外受精に夫がためらっています

医師のもと、タイミング法や人工授精も試みました。私はもうすぐ40歳。ドクターは体外受精を試してみてはどうかと提案しています。けれど夫は、「そこまでして子供をつくるのか」と、難色を示しています。どのように夫を説得したらいいのでしょうか？

新生児の20人に1人が高度生殖補助医療で生まれています

体外受精・顕微授精に抵抗のあるダンナさんは多いみたいですね。でもご主人との子供が欲しかったら、その思いを状況や機を見て、もう一度、丁寧にご主人に話してみることは可能でしょうか。そして、体外受精でなければ授からない、ということを、お医者様や看護師さんから説明してもらってはどうでしょうか。

体外受精とひと言で表現してしまうと、人工的で冷たい印象があるかと思いますが、でも実際のところ私たち夫婦はまったく逆でした。

不妊治療は夫婦二人三脚です。お互いを理解し、きずなを深めるチャンスを与えてくれました。そして授かる前から親になる覚悟を与えてくれました。

「説得」は「反発」を生みがちです。自分自身が焦りにとらわれていないときが、相手の聞く耳も比較的オープンになりやすいのかもしれません。しこりが残らないように話し合ってみてください。

Case 7

3回転院しても結果が出ず八方ふさがり

夫も私も数値的には年相応で体外受精に挑んでいます。けれども着床しません。そこでふたつのクリニックで治療したのち、名医と言われる今のクリニックへ転院しました。けれどやはり結果は出ず。もう八方ふさがりに思えます。これが治療の潮どきなのでしょうか。

〝ひと休み〟することを自分に許してあげて

授かるために指導されたことを毎日サボらずにやっているにもかかわらず、結果が出ない。治療法はドクターに委ねたものの、流産や陰性の結果を目の当たりにしたときは、「他にできることはないか？」「何か間違ってはいないか？」「なんで育ってくれないの？」などという思考で頭がいっぱいになっていました。

その度にドクターに「リラックスして毎日の生活を楽しんで」と言われましたが、どうやっても楽しめないときもあって。時間と治療費のことを考えると、「もっとできることはないか？」の〝もっと〟にとらわれ、自分にひと呼吸さえ許してあげていなかったような気がします。

卒業する前に思いきって、治療費を旅行やショッピングなどにあて、1人の時間やご主人との時間を楽しんだり、なんにもしない時間をつくってみてはいかがでしょう？　私は、ストレスの軽減が大きく左右しました。いろいろやり尽くしたからこそ、その先に見えてくることがあるかもしれません。

高齢出産は満身創痍。産んだ後も病院通い

腱鞘炎、ぎっくり腰に気をつけて！

高齢出産は産んだ後も、まぁしんどい。なんせ身体がもろい（涙）。

サクは、ぐずり泣きとおっぱいのチョイ飲みがひどく、ずーっと抱っこをし続けていました。すると手首が腱鞘炎に！　しばらく様子を見ていたのですが、ついに親指が動かなくなり、生活に支障をきたし「これはマズイ」とサクを預けて整形外科へ診療に行きました。

すると……両手首と親指の腱が腫れすぎて、ステロイド注射の液がうまく入っていかないくらい重症でした。

しかも腱鞘炎はその後も進行し、手首から首の腱までも炎症して、ついに首が回らないほどにまで悪化。無理な姿勢がたたったのか、最悪なことに重ねて「ぎっくり腰」にもなる始末……。本当に痛いんですね。人生初のぎっくり腰になった直後は、あまりの痛さに頭が真っ白に。夫に仕事を休んでもらい、整形外科へ連れて行ってもらいました。高齢出産は、産んでからも病院のお世話になりまくりです。

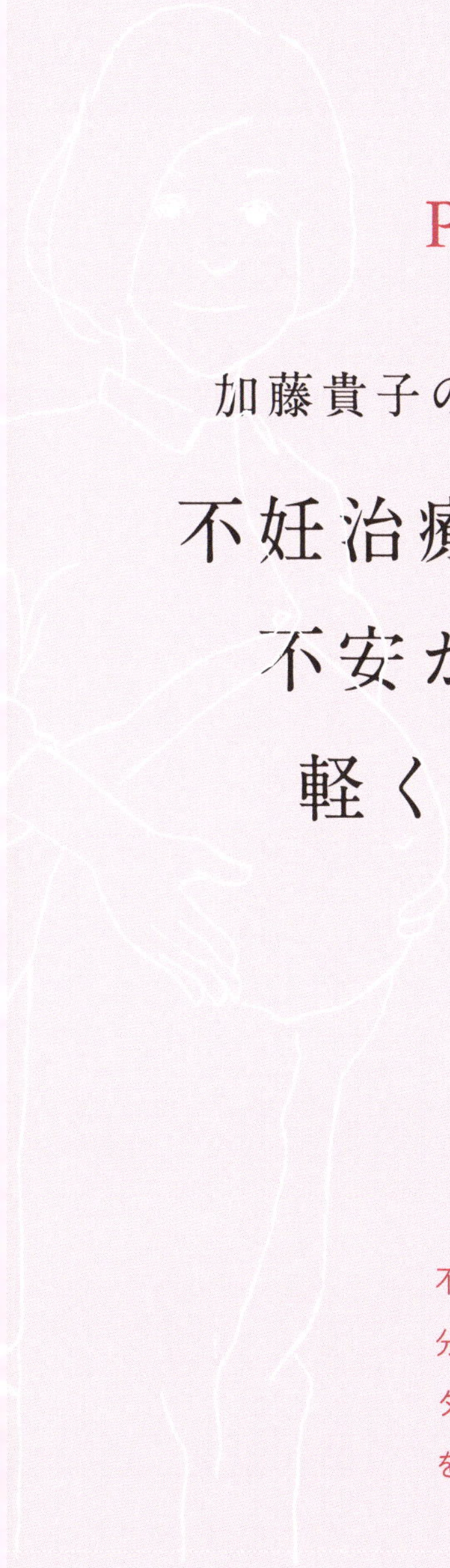

Part 5

加藤貴子の主治医に質問！

不妊治療と不育症の不安がスーッと軽くなるお話

不妊治療専門医と不育症検査から分娩までを担当された2人のドクター。40歳以上での妊活の現実をドクターに直接質問！

なんで？

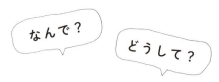

どうして？

不妊治療の不安がスーッと軽くなるお話

「ウィメンズクリニック神野」編

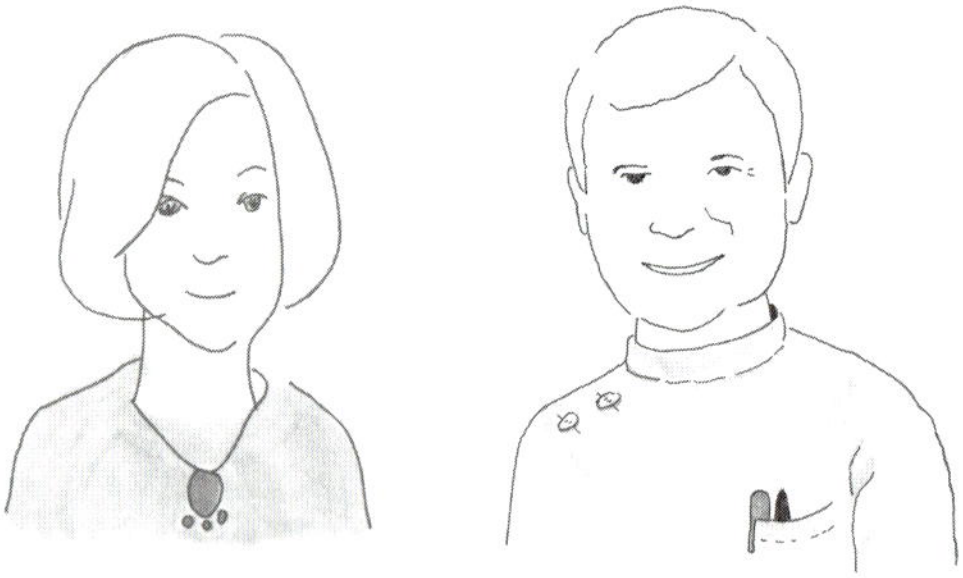

加藤貴子　×　院長 神野正雄先生

体外受精をなんでも知っているパイオニア

不妊治療を天職としているような先生です。豊富な知識と照らし合わせ、質の良い卵子を育成します。今まで9000人以上の体外受精・顕微授精をし、何度も転院してきた人の最後の駆け込み寺のような存在です。

高齢不妊は卵子の減少と糖の蓄積がカギに

加藤　先生、なぜ年をとると妊娠しづらくなるのですか？

神野先生　年をとると妊娠しにくくなる理由は、大きくふたつの原因に分けられます。ひとつは、卵子の数が少なくなるからです。女性は生まれる前、胎児のころにすでに一生分の卵子をつくります。生まれた直後から毎日卵子は目覚めます。けれども思春期まで成熟させるホルモンが出ないため、排卵までいたらず消滅していきます。
それが思春期になると、発育を促すホルモンが分泌されて、４週間ごとに排卵にいたります。でもその間も毎日、排卵にいたらなかった卵子は、目覚めては消滅していきます。１日約30個、ひと月で約９００個もの卵子が消えていくんです。

加藤　排卵される卵子は、ものすごい数の中から選りすぐられた卵子なんですね。

神野先生

卵巣に卵子の数が多いほど、より多くの卵子が目覚めるため、質の良い卵子が選ばれる可能性が高くなります。

そしてもうひとつの原因は、卵子の「糖化物」の蓄積です。少し難しい話になりますが、タンパク質と糖が加熱されてできる物質をAGE（Advanced Glycation End -products）、終末糖化産物と呼びます。

年をとると、活性酸素が細胞をさび付かせると同時に、AGEという物質が細胞に蓄積されてきます。すると細胞の機能が低下します。これが老化です。そしてAGEの蓄積は、卵子や卵胞でも同様におき、蓄積の結果、質の悪い卵子を排卵することになるのです。子宮内膜にAGEが蓄積されると、その働きが悪くなるので着床しづらくなります。

加藤　先生は妊娠しやすい身体にするために、生活指導も行っていますよね。それはこのＡＧＥの蓄積と関係あるのですか？

神野先生　大いにあります。ＡＧＥはインスリンがうまく働いていない人に蓄積されます。インスリンの役割は、糖を細胞の中に取り込むこと。糖が細胞に入ると分解されエネルギーになります。
だからインスリンが肝臓や筋肉で効かないと、血糖が増加し糖尿病が起きます。血管で効かないと高血圧になります。このようにインスリンが効かない臓器により病名がいろいろ付きますが、原因は同じで、ひとくくりに「インスリン抵抗性症候群（肥満をともなうと、メタボリック症候群）」とまとめます。そして不妊もインスリン抵抗性症候群のひとつなのです。だからインスリンが効きやすい身体に戻すと不妊が軽くなるのです。

加藤　それがウォーキングであったり、規則正しい生活であったり、質の良い食事を摂るということなのですね。

神野先生 そうです。生活習慣を変えるとインスリンの効きが良くなり、AGEが身体に蓄積されづらくなるのです。

加藤 他のクリニックでは結果が出なかった人が、先生に診てもらうと妊娠できるようになるのはなぜですか？

神野先生 「体外受精・顕微授精」が好きだからです。誰にも負けないくらいの興味と関心があります。その情熱が私の行動の源です。
例えば排卵誘発の方法。その患者さんにもっとも合う方法を何通りも検討します。いい卵子に育てるには、その患者さんの身体に合った方法でないとできません。でも不妊治療医の中には、同じ排卵誘発の方法しか試さない人もいます。
それに採卵した卵子をひとつもムダにしない努力をします。高齢になると卵子の質が下がります。例えばニワトリの卵でも新鮮なうちは、箸で卵黄をつまめるほど弾力があります。人の卵子も同じで、質がよければ、顕微授精で針を刺しても破れません。質の悪い卵子は脆く、顕微授精の成功率も下がります。
そこで私は顕微授精の針を独自に開発しました。「錐《きり》」のように回転しながら卵子の膜に負担をかけずに穿刺《せんし》すると、より妊娠率が上がりました。

加藤　私が驚いたのは神野先生の病院では元日でも対応してくださったことです。

神野先生　患者さんの卵子がもっとも良いときに採卵したいですからね。お正月休みで何日も休んでいるとチャンスを逃す可能性もありますから。それに生活習慣の改善。これもすんなりと実行してくれる患者さんは少ないです。そのためには、口を酸っぱくして何度も必要性を説きます。また私たちも同じようにウォーキングをし、患者さんに指導する通りの良い生活習慣を行っています。だから自分ごととして患者さんの悩みにも応じることができるのです。

加藤

先生はなぜ妊娠しづらい40歳以上の患者さんを受け入れてくださるのですか?

神野先生

40歳以上でも子供が欲しいと思う気持ちは同じです。どうにか力になってあげたいからです。高齢での不妊治療は限られた人しか成功しません。しかし救うことができる人がいるのも事実です。ですから年齢だけで初めからダメと決めつけるのは間違いです。強く子供が欲しいなら、とことんがんばるべきと考えます。

今まで妊娠に成功してお礼を言われたことは何度もあります。しかし、私のクリニックでは、残念ながら妊娠できずに治療を〝卒業〟されたご夫婦もしばしば、あいさつに来られます。でも皆さん一様に「やり切ったので悔いはありません」と晴れやかな顔で去って行かれます。納得のいく〝卒業〟は、人生を守るために必要です。そこに行きつくには、とことん患者さんと一体になって戦わなければ、得られません。口先のカウンセリングだけでなく、とことん一緒に戦う「情熱」が必須です。

加藤

私も先生とスタッフさんに本当に助けられました。

神野式・生活習慣改善リスト

1. 毎日45～60分間、日中に歩く
2. BMI値19～23に体重を適正化
3. ストレスをなくし楽しくすごす
4. 夜10～11時には就寝し、7～8時間寝る
5. 飲酒の間隔は3日以上空ける
6. 絶対にタバコをやめる（男性も）
7. 新鮮な食材で偏りのない食事を3回摂る

なんで？

どうして？

不育症の不安が スーッと軽くなるお話

「国立成育医療研究センター」編

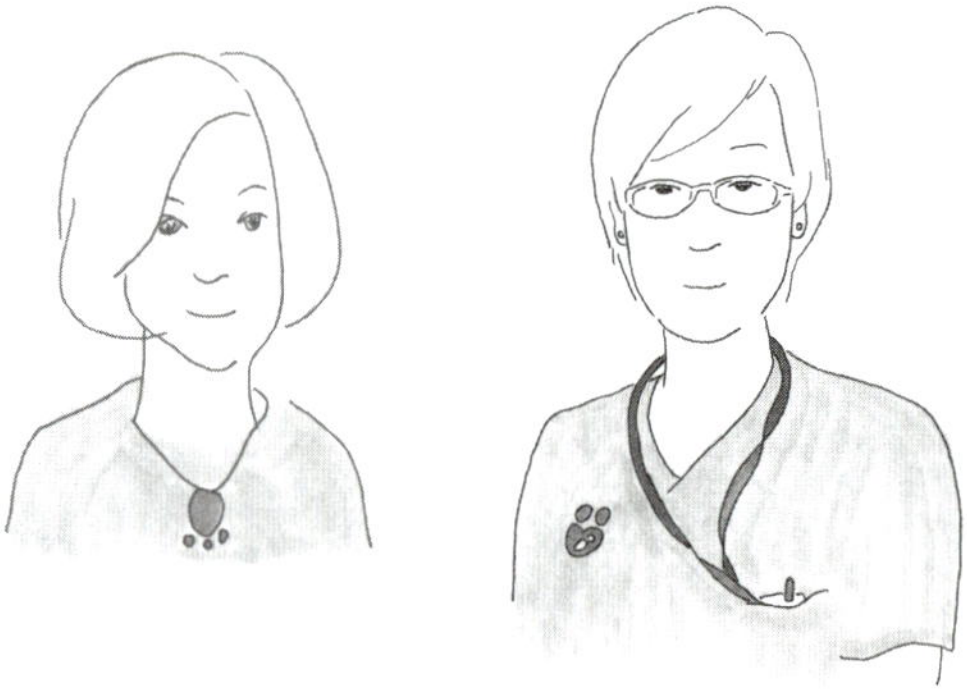

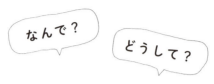

加藤貴子 × 周産期・母性診療センター 医長 三井真理先生

不育症治療から分娩までお世話に

三井先生は不育症の治療・研究の最前線で日々、患者と向き合われております。患者にきめ細やかに配慮をいただける先生です。第一子の治療時から第二子の退院にいたるまで、一貫して温かく対応していただきました。

2回流産を繰り返したら専門機関で検査を

加藤　私は第一子の出産までに3回の流産をしました。それで「不育症」の検査をしてもらいました。そこで改めてお聞かせください。不育症とは、どのような病気ですか？

三井先生　不育症とは、連続して2回以上、流産・死産や新生児死亡を繰り返す病態を言います。1人目を正常に分娩できても、2人目、3人目と続けて流産・死産になる人も含まれます。

加藤　原因はなんなのでしょう？

三井先生　大きく分けて4つの理由が考えられます。
①血液の凝固異常。出血が止まらなかったり、血液が固まりやすくなることです。血液が固まり血栓ができると、胎盤の末端まで血液

が届かなくなり、胎児の発育が妨げられ、流産・死産をおこします。
②内分泌異常。甲状腺などホルモンの異常から流産・死産しやすくなる。
③子宮形態異常。子宮がふたつに分かれているなど、子宮の形に異常があると流産・早産を繰り返すことがあります。
④夫婦の染色体異常。卵や精子がつくられる際に、染色体の過不足が流産の原因となります。
加藤さんの場合は、①と②が当てはまりました。

加藤

不育症は高齢が原因でなるのでしょうか。

三井先生

20代の方でも不育症の患者さんはいらっしゃいます。ただ年齢を重ねると偶発的な胎児の染色体異常による流産は起こりやすくなります。一般的な不妊治療の血液検査では、不育症に関連する項目は調べませんので、連続して2回以上流産・死産した方は専門機関で一度調べるといいでしょう。

加藤 今回、第二子の出産のとき、「全前置胎盤」と大変な分娩になりました。これも高齢と関係ありますか?

三井先生 こちらは高齢出産とは関係ありません。今回、加藤さんの分娩は「よくもここまで重なった」というくらい、リスクとしては最上級でした。ご本人はなにひとつ悪くないのに。
手術では大量の出血が止まらない場合、母体救命のために子宮摘出も考えられました。そのために麻酔科・新生児科以外にも放射線科・泌尿器科の先生に待機していただきました。胎盤が無事にはがれたときは、みんな一様に安堵していましたね。

加藤 でも先生は私にリスクの説明はしっかりしてくださいましたが、私が不安に思わないように配慮してくださいましたよね。

三井先生 加藤さんが悩んでも何も変わりませんので。私たちができることは、医師として正確な診断をして、母体と胎児のために最善を尽くします。加藤さんにしていただくことは、不安にとらわれることではなく、上のお子さんとおなかの赤ちゃんとの時間を大切にすることと思っていました。

妊娠・出産は、がんばっても思い通りにいかない

加藤 高齢出産だと、妊娠高血圧症候群や胎児の異常などリスクに目がいきがちです。「良いお産」をするにはどうしたらいいですか？

三井先生 「良い」イメージはいろいろありますよね。でも、妊娠や出産はどんなにがんばっても、どんなに努力を重ねても思い通りにならないこともあると思います。

「良いお産」のために、ひとつ言えることは、その病院が緊急時にどこまで対応してくれるか、確認してお産に臨むことだと思います。例えば今すぐに帝王切開が必要なとき、輸血が必要なときにすぐ対応してくれるのか、など。

あとは自分の「心のものさし」次第だと思います。私たち医療従事者は医学的に必要なことは最善を尽くします。それでも、どうしても救えない命もあります。変えられない現実もあります。

加藤さんのように全部を認め、受け入れて、感謝できる「心」の持ち方が「自分の妊娠・出産がどうであったか」を左右すると思います。そういう意味では、今回のお産は加藤さんの生き方そのものが現れていたと思います。帝王切開で麻酔をかけるとき（加藤さんの場合、脊椎麻酔ではなく、最初から全身麻酔で手術を行いました）、意識が薄れていく中で、「先生、もう何があっても大丈夫。子宮さんありがとう、ありがとう……」っておっしゃったのですね。大量出血するかもしれない、子宮も摘出するかもしれない、命がけの手術なのに感謝の気持ちを言えるのは本当に加藤さんらしいなと思いました。

加藤
私は流産を繰り返し、とても苦しい思いをしました。そういう人が不育症検査をし、もう一度、妊娠・出産へ気持ちを向けるにはどうすれば良いと思いますか。

三井先生
不育症の患者は全国で2～3万人と推定されています。流産や死産を「人に言えない」「隠したい」と思う人も多く、家族も「なかったことにしよう」って亡くなった赤ちゃんの存在が否定されてしまう傾向があります。
でも確かに赤ちゃんが自分のおなかの中で生きてくれた記憶はあるし、周囲が忘れようとするのに対して、本人の気持ちだけが取り残されていって。
それでは次に進めません。ときには勇気を持って自分の身体と向き合うことも大切かもしれません。不育症の診断がついても、適切な治療をすれば、次の妊娠で約8割の方は元気なお子さんを出産できます。

不育症を克服して、元気なお子さんを出産されても、以前に流産・死産した事実を「なかったこと」にはできないと思います。ときとして亡くなった赤ちゃんのことが記憶に蘇ると思うのです。だから「〝想い〟と共存」して生きていくしかないと思います。

時間はかかります。思い出す度に涙が溢れることもあるでしょう。でも、絶対にあなたに非があるわけじゃない。あんなに全身全霊で赤ちゃんを守ろうとし、生きて欲しいと願っていたのだから。自分を責めずに、一歩踏み出し、検査する勇気を持って欲しいです。必ず道は見つけ出せると思います。

おわりに

2人の子供を授かるまでの道のりは、決してラクではなく、心が折れそうになったこともありました。でも、その度に温かい手を差し伸べてくれる方たちとの出会いがありました。まわりの愛情や優しさにも触れることができました。妊活、不妊治療をしたことによって、子宝だけでなく、私の人生で大切な経験と大きな教訓を授かることができました。この期間は私の人生の宝物になり、そして、人生を豊かにしてくれました。
皆さんの負担が少しでも軽減でき、宝物が訪れることを祈っています。

最後に、このように書籍になる機会を与えてくださったワニブックスの吉本さん、関さん、西澤さん。2人の息子と出逢わせてくださったうえに、たくさんのご協力をいただいた神野先生、渡邉師長、玉崗先生、三井先生。治療のきっかけを与えてくださった堤幸彦監督。頼りになるおおたか静流さん。いつも私の妊活を温かく見守ってくれたドンちゃん、アミューズの大橋君始めマネージャー陣の皆さん、しょうこちゃん、タロウさん、ユカちゃん、まみちゃん、ソバヤン。今崎さんと（株）わかの皆さん。妊活から子育てにいたるまでサポートしてくれている千春さん、ユミちゃん、マッチ、きょんまちゃん、ヨシさん、輝子さん、アッちゃん、吉花園の皆さん、巴寿司の皆さん、母・ヨッキュン。サクとアンをこよなく愛し慈しんで旅立って逝った幸ちゃん。いつも変わらぬ愛情で共に歩んで見守ってくれているトト。カカとトトのところに来てくれたサクとアン。

そして日々応援してくださっている皆さまに心より感謝いたします。

ありがとうございました。

加藤貴子

焦りをひと呼吸に変える
がんばりすぎないコツ
大人の授かりBOOK

著　者　加藤貴子

2018年4月10日　初版発行

発行者　横内正昭
編集人　青柳有紀

発行所　株式会社ワニブックス
〒150-8482
東京都渋谷区恵比寿4-4-9　えびす大黒ビル
電話　03-5449-2711（代表）
　　　03-5449-2716（編集部）
ワニブックスHP
http://www.wani.co.jp/
WANI BOOKOUT
http://www.wanibookout.com/

印刷所　株式会社 光邦
製本所　ナショナル製本

ISBN 978-4-8470-9664-8
JASRAC 出 1801436-801

SPECIAL THANKS
ウィメンズクリニック神野
〒182-0022
東京都調布市国領町3-11-7
http://home.j07.itscom.net/ivfjinno/
国立成育医療研究センター
〒157-8535
東京都世田谷区大蔵2-10-1
https://www.ncchd.go.jp

STAFF
構成……西澤まどか
撮影……長谷川梓
スタイリスト……河原アンナ
ヘアメイク……藤尾明日香（kichi）
デザイン……後藤美奈子
絵……nobuhiro
マネージメント……納富 聡、
中村由紀、
大橋修一（Amuse）
DTP……坂巻治子
校正……深澤晴彦
編集……吉本光里、
関 果梨（ワニブックス）

衣装協力
45R（フォーティファイブ・アール）